2weeks

ライザップ式 2週間 ダイエットレシピ

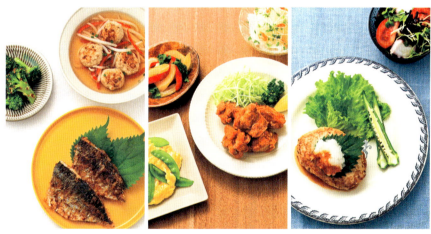

RIZAP 監修

Diet Menu

日本文芸社

はじめに

あなたも変われる!?
「究極の献立」2週間分を
ライザップが全部お見せします!

低糖質の食事は難しいらしい……
何も食べられないダイエットは続けられない……
私には無理……
そんなふうに思っている人もいるかもしれません。
でも、本書の献立例を見てみてください。
「え、こんなに食べていいの!?」と驚かれることでしょう。
それもそのはず。ライザップの食事メソッドは、
ただ食事の量を減らして、空腹を我慢することではありません。
<u>1日3食しっかり食べ、ときには間食も取り入れながら、</u>
<u>糖質量を上手にコントロールして、</u>
<u>健康的にやせ体質をつくっていくもの。</u>
「食べないダイエット」で挫折してきた人も、
きっと続けられるはずです。

ダイエット成功のカギ！
「最初の2週間」を完全サポート！

本書では2週間分の低糖質レシピを紹介しています。実はこの2週間というのが、低糖質ダイエット成功への大事なカギのひとつ。個人差はありますが、<u>多くの人が2週間程度で低糖質の食事に慣れてきます。</u>つまり、この2週間をしっかり糖質オフすることで、体をやせ体質に変えていくことができるのです。

何を食べるか迷わない！
疑問・不安も解消！

自己流でダイエットを始めようと思っても、「太りにくい食べ物は何か」「栄養バランスはとれているのか」「このやり方が本当に正しいのか」という疑問や不安がつきまとうものです。でも、それで踏み出せないのはもったいない！　本書なら、<u>糖質量も、必要な栄養素もきちんと考えて作られた献立で、朝・昼・夜の3食を完全サポート。自分で考える必要はありません。</u>外食や市販品の活用方法、甘いものが食べたくなったときのおすすめデザートも紹介。さあ、今すぐ自分を変える一歩を踏み出しましょう！

contents

はじめに ……… 2
本書の見方 ……… 7

ライザップ式ダイエットレシピのポイント ……… 8
  ライザップ式ダイエット献立 ……… 11
  ライザップ式ダイエット献立のコツ ……… 12
  ライザップ式ダイエット献立のヒミツ ……… 14
  おすすめ＆控えたほうがよい食材 ……… 16
  低糖質レシピ調理のコツ ……… 17
  ライザップの理想の体づくり ……… 18

Part 1
ライザップ式 2週間ダイエット献立

1日目
- 朝の献立 ……… 20
  - 豚ともやしのレンジ蒸し
  - 油揚げのメンチカツ風
  - カリフラワーとパプリカのカレーマリネ
- 昼の献立 ……… 22
  - 鶏の粒マスタード炒め
  - 小松菜のおからキッシュ
  - 白菜のカリカリベーコンサラダ
  - カリフラワーとパプリカのカレーマリネ
- 夜の献立 ……… 24
  - サーモンロール
  - ブロッコリーの豆腐クリームグラタン

2日目
- 朝の献立 ……… 26
  - イカと野菜のアンチョビ炒め
  - サーモンレタスロール
  - カリフラワーとパプリカのカレーマリネ
- 昼の献立 ……… 28
  - 豚肉の梅しそチーズ揚げ
  - ネギとじゃこのマヨ卵焼き
  - ホウレン草のくるみ和え
  - カリフラワーとパプリカのカレーマリネ
- 夜の献立 ……… 30
  - ブリ大根
  - ブロッコリーの豆腐クリームグラタン

3日目
- 朝の献立 ……… 32
  - 豚ともやしのレンジ蒸し
  - 薬味たっぷりブリ大根
  - カリフラワーとパプリカのカレーマリネ
- 昼の献立 ……… 33
  - 豚ヒレ肉のレモンバターソテー
  - 小松菜のおからキッシュ
  - 白菜のカリカリベーコンサラダ
  - カリフラワーとパプリカのカレーマリネ
- 夜の献立 ……… 35
  - 豚のたらこナッツソテー
  - 野菜スティックアボカドディップ

糖質オフ3日目！
食欲を我慢するのがつらい…
すぐ小腹が空いてしまう…そんなときは ……… 37

4日目
- 朝の献立 ……… 38
  - イカと野菜のアンチョビ炒め
  - 豚のたらこナッツソテーサラダ
  - ひじき煮
- 昼の献立 ……… 39
  - 鶏とゴーヤーのみそ炒め
  - ネギとじゃこのマヨ卵焼き
  - ホウレン草のくるみ和え
  - ひじき煮
- 夜の献立 ……… 41
  - 牛すき煮
  - 野菜スティックアボカドディップ

5日目
- 朝の献立 ……… 42
  - サバのさっぱりみそ煮
  - 牛すき煮温玉のせ
  - ひじき煮
- 昼の献立 ……… 44
  - メカジキとブロッコリーのハーブ焼き
  - 豆腐とハムのポテトサラダ風
  - キノコのレンジマリネ
  - ひじき煮
- 夜の献立 ……… 46
  - 鶏のしょうが炒め
  - たたきキュウリの香味ラー油

6日目

- **朝の献立** ……… 48
  - 豆腐とおからの炒飯
  - 鶏のしょうが炒め
  - ひじき煮
- **昼の献立** ……… 50
  - マダイの酒蒸し中華ソース
  - 豆腐とおからの炒飯
  - レンジナスのナムル
  - ひじき煮
- **夜の献立** ……… 52
  - からしみそ牛カツ
  - たたきキュウリの香味ラー油

7日目

- **朝の献立** ……… 54
  - サバのさっぱりみそ煮
  - 牛カツチーズ焼き
  - 彩り野菜のゴマ酢和え
- **昼の献立** ……… 55
  - スペアリブの香味揚げ
  - 豆腐とハムのポテトサラダ風
  - キノコのレンジマリネ
  - 彩り野菜のゴマ酢和え
- **夜の献立** ……… 57
  - バンバンジー
  - レンジナスのナムル

8日目

- **朝の献立** ……… 62
  - アジのおかか焼き
  - 牛しゃぶのゴマだれ
  - ブロッコリーの粒マスタード和え
- **昼の献立** ……… 64
  - 豚ロースのクリーム煮
  - スモークサーモンのレモンマリネ
  - グリル野菜のバルサミコソース
  - ブロッコリーの粒マスタード和え
- **夜の献立** ……… 66
  - ドライおからのチキンカツ
  - タコとひじきの甘酢和え

9日目

- **朝の献立** ……… 68
  - 鮭のグラタン
  - チキンのオニオンドレッシング
  - ブロッコリーの粒マスタード和え
- **昼の献立** ……… 70
  - 厚揚げとワカメの豚巻き
  - 絹さやの卵炒め
  - スプラウトと桜エビのサラダ
  - ブロッコリーの粒マスタード和え
- **夜の献立** ……… 72
  - エノキの和風ハンバーグ
  - タコとひじきの甘酢和え

10日目

- **朝の献立** ……… 74
  - アジのおかか焼き
  - つくねの和風スープ
  - ブロッコリーの粒マスタード和え
- **昼の献立** ……… 75
  - メカジキの香草おからパン粉焼き
  - スモークサーモンのレモンマリネ
  - グリル野菜のバルサミコソース
  - ブロッコリーの粒マスタード和え
- **夜の献立** ……… 77
  - 牛ステーキキノコソース
  - おからとミックスビーンズのサラダ

糖質オフ10日目!!
忙しくて思うように進められない…
もっと効果を上げたい…そんなときは ……… 79

11日目

- **朝の献立** ……… 80
  - 鮭のグラタン
  - 牛ステーキのクレソンサラダ仕立て
  - パプリカとセロリの炒めピクルス
- **昼の献立** ……… 81
  - から揚げ
  - 絹さやの卵炒め
  - スプラウトと桜エビのサラダ
  - パプリカとセロリの炒めピクルス
- **夜の献立** ……… 83
  - カツオの洋風たたき
  - おからとミックスビーンズのサラダ

12日目

- **朝の献立** ……… 84
  - 鶏のしょうがみそ照り焼き
  - カツオと紫玉ネギのナッツ和え
  - パプリカとセロリの炒めピクルス
- **昼の献立** ……… 86
  - タラのマイルド西京焼き
  - キノコと豚肉のきんぴら
  - 水菜と焼き油揚げのからし和え
  - パプリカとセロリの炒めピクルス

●夜の献立 ……… 88
豚肉とニラのチヂミ風
ワカメとオクラとエビのしょうが酢

13日目
●朝の献立 ……… 90
メカジキの韓国風グリル
豚チヂミのサムギョプサル
パプリカとセロリの炒めピクルス

●昼の献立 ……… 92
鶏肉のサテ
メカジキのタイ風オムレツ
しらたきとキュウリのエスニック和え
パプリカとセロリの炒めピクルス

●夜の献立 ……… 94
タラの小鍋
ワカメとオクラとエビのしょうが酢

14日目
●朝の献立 ……… 96
鶏のしょうがみそ照り焼き
タラの茶碗蒸し
ズッキーニとかにかまの土佐酢

●昼の献立 ……… 97
メカジキのゴマ焼き
キノコと豚肉のきんぴら
水菜と焼き油揚げのからし和え
ズッキーニとかにかまの土佐酢

●夜の献立 ……… 99
鶏手羽元のココナッツカレー
しらたきとキュウリのエスニック和え

Part 2
組み合わせ自由
おかずの単品レシピ

●卵を使った副菜
アスパラのポーチドエッグサラダ ……… 104
ズッキーニのスペイン風オムレツ ……… 105
うずらとキュウリのピクルス ……… 105

●豆を使った副菜
おからとカリフラワーのタブレ風 ……… 106
厚揚げとブロッコリーのマヨグラタン ……… 107
洋風五目豆 ……… 107

●野菜を使った副菜
カブと生ハムのマリネ ……… 108
キノコのナッツ炒め ……… 108

●海藻を使った副菜
ひじきと紫玉ネギのおかか和え ……… 109
切り昆布とタケノコの炊きもの ……… 109

Part 3
ダイエット継続の味方
お助けサラダと
スープ・デザート

●お助けサラダ
豚しゃぶサラダ梅かつお風味 ……… 112
グリルチキンのシーザーサラダ ……… 113
魚介の粒マスタードサラダ ……… 114
3種の低糖質ドレッシング ……… 115
　シーザードレッシング／梅かつおドレッシング
　粒マスタードドレッシング

●スープのレシピ
アサリとキャベツのコンソメスープ ……… 116
豚肉とキノコの和風豆乳スープ ……… 117
エビとチンゲンサイの中華スープ ……… 117

●低糖質デザート
ヨーグルトムース ……… 118
おからとくるみのココアマフィン ……… 119

Column
コンビニ商品を活用しよう！ ……… 58
ダイエット中の外食はどうすればいい？ ……… 60
ダイエット中でも楽しみたい飲み会ルール ……… 100
主食との上手なつき合い方 ……… 110

手作りドライおからの作り方 ……… 102

ライザップ式ダイエット成功談 ……… 120
　ライザップ式ダイエットの安全性 ……… 121
ライザップ式低糖質食ダイエットQ&A ……… 122
糖質・たんぱく質量一覧 ……… 124

本書の見方

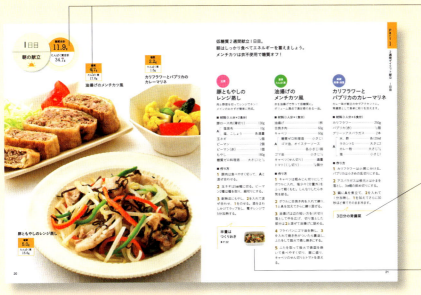

糖質・たんぱく質量について
1食ごと、1品ごとの糖質量とたんぱく質量表記です。献立の組み合わせを変えたい場合は、この数値を参考にして、1食ごとのたんぱく質量が30g程度、1日の糖質量が50g程度になるように調整しましょう。

常備菜に
6食分を一度にまとめて作り、残りは保存袋や保存容器に入れて保存し、常備菜として活用します。

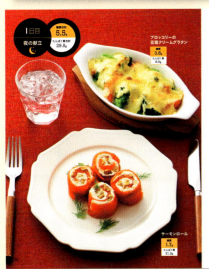

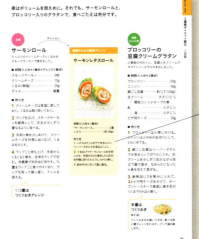

つくりおきに
2食分まとめて作り、残りは保存袋や保存容器などに入れて保存し、翌日、または翌々日に食べます。

つくりおきを簡単アレンジ
取り分けておいた料理のアレンジレシピです。取り分けたタイミングで行っても、食べる直前に行っても構いません。

本書の決まり

- 本文に表記されている大さじ1は15ml、小さじ1は5ml、1カップは200mlです。
- 甘味料はラカントS、料理酒は糖質ゼロ料理酒を使用しています。
- 特に記載の無い場合は、醤油は濃口醤油を、酢は穀物酢を使用しています。
- 電子レンジの加熱時間は600Wのものを使用した場合の目安です。機種によって多少異なる場合があります。その他の加熱時間や温度もあくまで目安ですので、様子を見ながら調整してください。
- 火力について、特に記載のない場合は中火です。
- 各レシピの分量、栄養価計算は1人分です。
- 材料の分量に幅があるものの栄養価計算は、下限値の分量を使用しています。
- メニューに記されている保存期間はあくまで目安です。

ライザップ式ダイエットレシピ の ポイント

point 1　主食はカットして糖質量をコントロール！

1日の糖質量は50g程度に

　まずは、3食の主食を抜きましょう。甘いお菓子だけでなく、ごはんやパン、麺類などの主食には多くの糖質が含まれていて、この糖質が太る原因となるからです。食事で摂取した糖質は体を動かすエネルギー源ですが、余って使われなかった分は脂肪に変えられ、体に蓄積されてしまいます。この太る流れを止め、本気でやせたい！と思うなら、主食を抜いて糖質を抑えることが最大のポイント。特にダイエットスタート時は、1日の摂取糖質量を50g程度にすることが、体重を落とすのにとても効果的です。

● 太る原因は糖質にアリ！

糖質をとる
↓
体内で血糖値が上昇
↓
血糖値を下げるためインスリンが分泌される
↓
インスリンが余った糖を脂肪に変えて体に蓄える
↓

太る

＼糖質50gってどれくらい？／

 糖質55.2g　ごはん1杯（150g）

 糖質26.6g　食パン1枚（60g）

 糖質63.1g　かけうどん1杯（240g）

 糖質80.2g　さつまいも1本（270g）

 糖質21.4g　バナナ1本（100g）

 糖質21.4g　オレンジジュース1杯（200g）

あっという間に糖質50g到達！---> 主食・高糖質食品 はカットしましょう！

糖質を抜いてもエネルギーはつくれる

　糖質は必要な栄養素では？抜いてしまっていいの？と疑問に思われるかもしれません。でも、大丈夫。体は糖質が不足していると、たんぱく質を分解するときに生まれるアミノ酸を使って、体と脳を動かすエネルギーを必要な分だけつくり出すことができます（糖新生）。このとき一緒に中性脂肪も燃やされるため、糖質を控えると、脂肪の蓄積を防ぐと同時に、蓄積した脂肪を燃やすことができるのです。

> **脂質はしっかりとる！**
> 脂肪酸は血糖値を上げずにエネルギーになるので、糖質を控えている分、脂質はしっかりとることをおすすめしています。ただし、脂質の種類によっては極端なとりすぎに注意。肉類の脂の過剰なとりすぎは生活習慣病のリスクを高めるので、不要な脂は除去して使います。また、「トランス脂肪酸」を多く含むマーガリンは控えましょう。

point 2 たんぱく質をたっぷりとって筋肉量を落とさない！

おかずを増やしてエネルギー補給 & 満足感 UP

体は糖が不足すると、たんぱく質を分解して糖新生（→ P.8）を行い、必要なエネルギーをつくり出します。つまり健康な状態で低糖質ダイエットを続けるには、たんぱく質が必要不可欠！　しっかりとってエネルギー不足を防ぎ、主食を抜いた分の空腹感を埋めましょう。

たんぱく質は糖質、脂質と並んで三大栄養素のひとつ。エネルギーや筋肉のもととなるだけでなく、体を美しく保つための大切な栄養素です。肉や魚、卵や大豆製品など、さまざまな食品からできるだけ偏りが出ないように摂取しましょう。1日に必要な摂取量は体重や運動量によって異なるので、右記の計算式で自分に必要な量を計算してください。

● たんぱく質摂取量計算

体重
kg

× 1.0〜2.0g [※1]

= 理想の1日のたんぱく質摂取量 [※2]

g

※1 運動をしない人は1.0、トレーニングありの人は1.5〜2.0をかけます
※2 1食あたりの摂取量は20〜30g程度を目安にしましょう

たんぱく質の嬉しい効果

メリハリのある美しい体に

美しい体とは、ほどよく筋肉のついたメリハリのある体。筋肉のもとになるたんぱく質不足は NG です。また、基礎代謝といって、私たちの体は生活をしているだけでエネルギーを消費しています。筋肉が多いと基礎代謝量が上がり、やせやすく太りにくい体になります。

ダイエット効率 UP

体は食事からエネルギーを得ると同時に、そのエネルギーを消化吸収するためのエネルギーを消費しています。たんぱく質の消費には、脂質や糖質の消費よりも大きなエネルギーが必要。つまり、たんぱく質を多く摂取していると、それだけ多くのエネルギーを消費できるのです。

肌・髪を健康に保つ

皮膚を構成するコラーゲンや、髪・ツメの主成分であるケラチンも、たんぱく質のひとつ。たんぱく質は約10万種類にも分けられ、体のさまざまな組織をつくっています。健康な肌や髪には、たんぱく質が必要不可欠なのです。

たんぱく質たっぷり食材はこれ！
※食材ごとのたんぱく質量

肉類
- 鶏むね肉（皮なし・生 200g）…46.6g
- 豚ロース肉（生 100g）…19.3g
- 和牛もも肉（生 100g）…19.2g

魚介類
- スルメイカ（生 1杯 210g）…37.6g
- メカジキ（生 1切れ 100g）…19.2g
- マダラ（生 1切れ 100g）…17.6g

卵
- ゆで卵（1個 50g）…6.5g

豆・大豆製品
- 木綿豆腐（1丁 300g）…19.8g
- 納豆（1パック 50g）…8.3g
- おから（70g）…4.3g

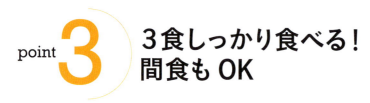

point 3　3食しっかり食べる！間食もOK

ダイエットの基本はしっかり食べるところから

　まず、1日3食食べるのが大前提。食べなければやせる、と思うかもしれませんが、それでは健康で美しい体に不可欠な筋肉まで落ちてしまいます。筋肉が落ちると基礎代謝量も減ってやせづらくなるので、むしろ逆効果です。

　絶対ダメ、と思いがちな間食も禁止ではありません。むしろ空腹の時間をつくらないことが大切です。とり方さえ間違えなければ、間食はおすすめ！　詳しくは、P.37を参照してください。

むしろ逆効果！ やってはいけない食事法

**朝食抜き！
1日2食で
食事量を減らす**

不規則な食生活は肥満のもと
活動の多い昼は、たくさん食事をしても消化しやすいよう、内臓が活発に働きます。しかし、朝食を抜いて1日2食にするなど、食事の間隔があいて体内時計が乱れると、消化が悪くなったり、代謝が落ちて太りやすくなります。1日3食をなるべく決まった時間に食べることが大切です。

**健康にいい？
サラダ
オンリー食事**

栄養バランスが乱れ、筋肉も落ちる
普段から、サラダなどで野菜をしっかり摂取することは大切です。しかし、サラダだけとなってしまうと話は別。栄養バランスが偏り、エネルギー不足や筋力の低下を招きます。主食は抜きますが、肉や魚、卵や豆などのたんぱく質源はたっぷりとってください。

**お腹が空いても
ひたすら我慢！**

空腹時の食事は太りやすい
おやつは我慢！と思いがちですが、それは誤り。むしろ我慢したあと、空腹の状態でいきなり食事をすると、体は糖質を多く吸収し、太りやすくなります。ストレスはリバウンドの原因にもなるので、小腹が空いたら間食をとりましょう。おすすめの間食メニューについてはP.37へ。

3食しっかり食べないと……

- 基礎代謝の低下
- 筋肉の減少
- エネルギー不足
- ストレス

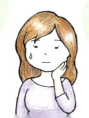

→ **かえってやせづらい体に**

2週間でやせ体質に変える！
ライザップ式ダイエット献立

低糖質食に慣れるまでの2週間を完全サポート！

2週間分、朝・昼・夜すべての食事を紹介し、ダイエットスタートを完全サポートします。低糖質食は、だいたい2週間くらいで慣れる方がほとんど。難しく考えず、まずは本書の通り試してみてください。きっと変化を実感できます！

朝の献立 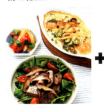 ＋ 昼の献立 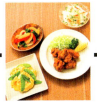 ＋ 夜の献立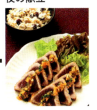

糖質量・たんぱく質量・栄養バランスを管理してやせ体質に！

本書では、1品ごとに糖質量とたんぱく質量を計算し、基準値と栄養バランスを守って献立を組んでいるので、健康的にやせやすい体をつくることができます。

1食ごと
糖質合計 **10.2g**
たんぱく質合計 **31.1g**

1品ごと
糖質 **1.6g**
たんぱく質 **12.8g**

つくりおき多数で続けやすい！単品レシピも充実！

献立の中には、つくりおきメニューも豊富。夜にまとめて作って、残りを簡単にアレンジし、翌朝のおかずにするなど、忙しい朝の手間を減らす工夫も。毎日全品自炊は無理という人も楽に、飽きずに続けられます。

献立例のほかにも、組み合わせ自由な単品のレシピを紹介。3週目以降に取り入れてもよいですし、好みや生活スタイルに合わせて献立メニューと入れ替えてもOKです。

つくりおきでラクラク！ → P.14

保存可能なつくりおきレシピ。温め直すだけでOKなので手間が半減します。簡単なアレンジ方法も。

副菜の単品レシピ → P.104

卵、豆、野菜、海藻を使った副菜のレシピ。3週目以降に献立内のメニューと入れ替えてアレンジすると、飽きずに続けられます。

デザート → P.118

ダイエット中でも食べられる低糖質のデザート。ご褒美として食べても太りにくいのが嬉しい！

さあ、体が変わる2週間を実感しましょう！

しっかり食べてキレイにやせる！
ライザップ式ダイエット献立のコツ

1日の中でバランスよく栄養素を摂取する

ライザップでは、食材を「肉類・魚介類」「卵・豆類」「野菜」「海藻」の4つに分けて、それぞれを1日の中でバランスよく摂取することをおすすめしています。本書では下記のグラフの割合を目安にして1日の献立を組んでいます。

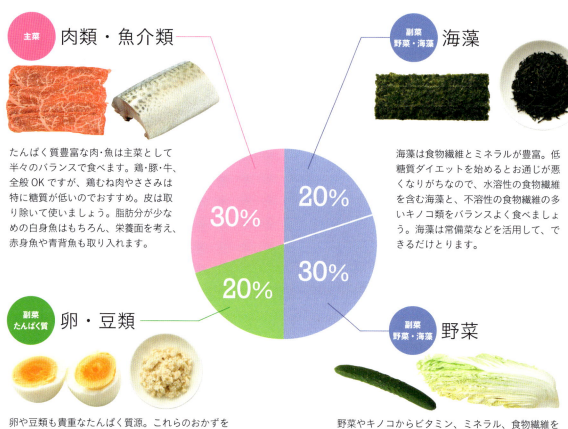

主菜　肉類・魚介類

たんぱく質豊富な肉・魚は主菜として半々のバランスで食べます。鶏・豚・牛、全般OKですが、鶏むね肉やささみは特に糖質が低いのでおすすめ。皮は取り除いて使いましょう。脂肪分が少なめの白身魚はもちろん、栄養面を考え、赤身魚や青背魚も取り入れます。

副菜 野菜・海藻　海藻

海藻は食物繊維とミネラルが豊富。低糖質ダイエットを始めるとお通じが悪くなりがちなので、水溶性の食物繊維を含む海藻と、不溶性の食物繊維の多いキノコ類をバランスよく食べましょう。海藻は常備菜などを活用して、できるだけとります。

副菜 たんぱく質　卵・豆類

卵や豆類も貴重なたんぱく質源。これらのおかずを増やすことでボリュームが増え、満足感もUPします。卵にはビタミンやミネラルが含まれ、栄養抜群。大豆製品に含まれる大豆イソフラボンは、肌の調子を整える効果も。

「副菜 たんぱく質」では、主菜で補いきれない分のたんぱく質を補給します。卵・豆類を中心に使用していますが、肉類・魚介類を使用する場合もあります。

副菜 野菜・海藻　野菜

野菜やキノコからビタミン、ミネラル、食物繊維を補給します。葉物は低糖質ですが、根菜やトマト、パプリカなどは高糖質なので彩り程度に。寒色のものは低糖質、暖色のものは高糖質と覚えるとよいでしょう。

3食の量のバランスは昼＞朝＞夜

　食べ方を間違えると、せっかく糖質を控えていても、効果が出づらくなってしまいます。「最も活動的でエネルギーを必要とする昼」「1日の始まりである朝」「体が寝る態勢に入る夜」の順でボリュームを調整します。忙しい朝は食事を抜いて昼は少なめ、夜は飲み会でたくさん食べる、というやってしまいがちなパターンはダイエットの大敵というわけです。なるべく毎日同じ時間に食事をとって、体内時計を正しく働かせることも大切です。

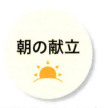

朝の献立

1日の活動を始めるための大事なエネルギー源なので、たんぱく質をしっかりとります。時間がなければ、夜のうちにまとめて作っておくなど工夫を。

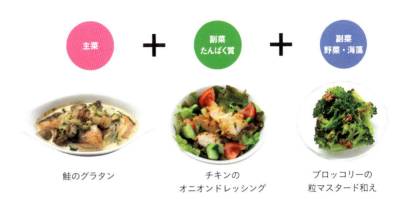

主菜 ＋ 副菜 たんぱく質 ＋ 副菜 野菜・海藻

鮭のグラタン　／　チキンのオニオンドレッシング　／　ブロッコリーの粒マスタード和え

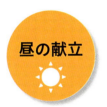

昼の献立

活動が多く、内臓の働きも活性化するので、食事のボリュームを増やします。たんぱく質をたっぷりとり、野菜・海藻系の副菜も1品増やして、エネルギーを切らさないように。

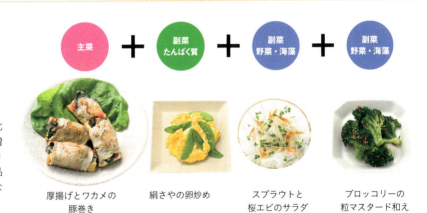

主菜 ＋ 副菜 たんぱく質 ＋ 副菜 野菜・海藻 ＋ 副菜 野菜・海藻

厚揚げとワカメの豚巻き　／　絹さやの卵炒め　／　スプラウトと桜エビのサラダ　／　ブロッコリーの粒マスタード和え

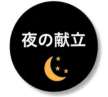

夜の献立

体も内臓もお休みモード。昼間ほどのエネルギーは必要なく、食べすぎると内臓の負担になるので、ボリュームは一番少なくてOK。朝と昼でとりきれなかった栄養素を補います。

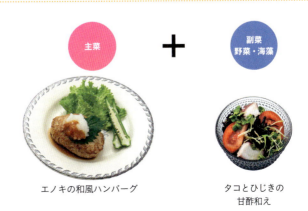

主菜 ＋ 副菜 野菜・海藻

エノキの和風ハンバーグ　／　タコとひじきの甘酢和え

無理せずラクに続けられる!

ライザップ式ダイエット献立のヒミツ

本書の2週間献立は、つくりおきや簡単なアレンジレシピなど、無理せず続けるための工夫がたっぷり!どんなふうに献立が組み立てられているのか、最初の3日分だけ以下に抜粋しました。

		1日目	2日目	3日目
朝	主菜	豚ともやしのレンジ蒸し	イカと野菜のアンチョビ炒め	**つくりおき** 豚ともやしのレンジ蒸し
朝	副菜（たんぱく質）	油揚げのメンチカツ風	**つくりおきアレンジ** サーモンレタスロール	**つくりおきアレンジ** 薬味たっぷりブリ大根
朝	副菜（野菜・海藻）	カリフラワーとパプリカのカレーマリネ	**常備菜** カリフラワーとパプリカのカレーマリネ	**常備菜** カリフラワーとパプリカのカレーマリネ
昼	主菜	[主菜] 鶏の粒マスタード炒め [副菜（たんぱく質）] 小松菜のおからキッシュ [副菜（野菜・海藻）] 白菜のカリカリベーコンサラダ カリフラワーとパプリカのカレーマリネ お昼は汁気が少ない料理にしているので、お弁当にして持っていくことができます。	豚肉の梅しそチーズ揚げ	豚ヒレ肉のレモンバターソテー
昼	副菜（たんぱく質）		ネギとじゃこのマヨ卵焼き	**つくりおき** 小松菜のおからキッシュ
昼	副菜（野菜・海藻）		ホウレン草のくるみ和え	**つくりおき** 白菜のカリカリベーコンサラダ
昼	副菜（野菜・海藻）		**常備菜** カリフラワーとパプリカのカレーマリネ	**常備菜** カリフラワーとパプリカのカレーマリネ
夜	主菜	サーモンロール	ブリ大根	豚のたらこナッツソテー
夜	副菜（野菜・海藻）	ブロッコリーの豆腐クリームグラタン	**つくりおき** ブロッコリーの豆腐クリームグラタン	野菜スティックアボカドディップ

常備菜
野菜・海藻は常備菜で毎日手軽に！

野菜や海藻を使った副菜のうちのひとつは、日持ちのするものを作って3日分の常備菜に。朝と昼、計6食分のおかずになります。常備菜を用意しておけば、不足しがちなビタミンやミネラルを手軽に摂取できます。

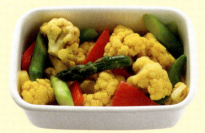

つくりおき
2食分まとめて作って手間半減！

1～2日の保存が可能なものは、2食分まとめて作っておきます。例えば主菜を2食分まとめて作ったら、1食分は保存して翌日、もしくは翌々日に食べましょう。温め直すだけで調理の必要がなくなるので、手間が半減します。

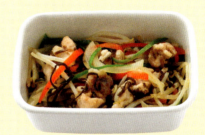

つくりおきアレンジ
前日のおかずを簡単アレンジ！

忙しい朝はなるべく簡単に準備できるように、前日の夜の料理をアレンジします。夜の主菜を多めに作って、翌朝の分（⅓量）を取り分けておきましょう。夜のうちにできる簡単なアレンジ（または朝にサッとできるもの）を紹介しているので、ちょっとした工夫と少ない手間で違った味を楽しめます。

夜　　アレンジ！　　翌日の朝

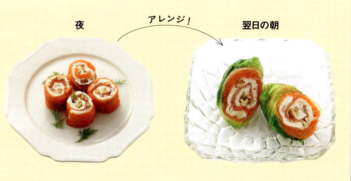

忙しいときはお助けサラダ・スープで代用OK！

忙しくて献立通りに自炊を続ける自信がない、という人も大丈夫！ Part3のお助けサラダやスープを活用しましょう。お助けサラダは一品で、野菜とたんぱく質をたっぷりとれるので、忙しいときにぴったり。スープは食欲のない朝にもサラッと食べられて体も温まります。

**3食自炊が無理なら…
コンビニ、外食を大活用しよう！** → P.58～61

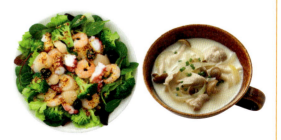

> 知っておきたい！ 食材の糖質量

おすすめ & 控えたほうがよい食材

肉類・魚介類・卵

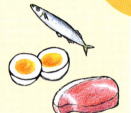
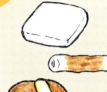

OK!

全般 OK！
肉は鶏・豚・牛、全般 OK。特に鶏ささみや鶏むね肉がおすすめ。魚も全般 OK で、脂肪が気になる人はメカジキやマダイなどの白身魚が◎。イカやタコ、エビ、貝類なども取り入れます。

NG!

加工品に注意！
さつま揚げ、ちくわ、はんぺん、かまぼこなどの練り物は高糖質。佃煮も糖質の高い調味料が使われています。ロースハムや明太子なども食べすぎは NG。

豆類・豆加工品

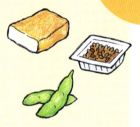
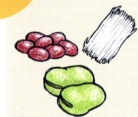

大豆製品が低糖質
豆腐や納豆のほか、油揚げや厚揚げも OK。おからは料理のボリューム UP にも。枝豆は低糖質なので、おつまみにぴったりです。

意外な高糖質食品も
グリンピースやひよこ豆、そら豆は食べすぎに注意。つぶあんは NG です。はるさめは緑豆のでんぷんを主原料としていて、実は高糖質なので注意しましょう。

野菜・果物・海藻

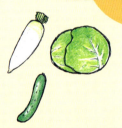
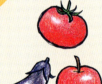

葉物・寒色系
葉物など寒色系のものが低糖質。アボカド、ホウレン草、キュウリ、シイタケなど。もずく、寒天、ところてん、焼きのりなどの海藻類もおすすめです。

根菜・暖色系
トマトやパプリカ、カボチャなどの暖色系の野菜や、ゴボウなどの根菜類は糖質高め。使うときは彩り程度に。フルーツは高糖質なので、できるだけ控えましょう。

その他

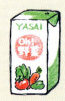

無加工のものが◎
チーズやプレーンヨーグルトは間食にもおすすめ。飲料はお茶、無調整豆乳、無糖のコーヒー、紅茶などが◎。

砂糖・粉物に注意！
野菜ジュースは砂糖が多く含まれているものもあるので注意。小麦粉やパン粉などの粉物は高糖質なので、これらで作られた衣のついているものは NG です。

低糖質レシピ調理のコツ

調味料・香辛料・うまみ食材を上手に活用

　食材だけでなく、調味料にも糖質は含まれます。砂糖はもちろんNGですが、その他、甘みを感じる調味料（みりんなど）も、極力控えましょう。ダイエット食品として売られている低カロリーマヨネーズなどは、カロリーの代わりに糖質が高い可能性があるので、成分表示をよく確認してください。香辛料やうまみ食材と組み合わせるなどの工夫をすれば、少ない調味料でも味を膨らませることができます。

● おすすめ調味料、控えたい調味料

○	△	×
バター オリーブオイル 塩 ゴマ油 酢	マヨネーズ 醤油 辛口みそ	砂糖 焼肉のタレ みりん ケチャップ 中濃ソース

● おすすめ香辛料

粒マスタード
からし
ワサビ
しょうが
にんにく
豆板醤
カレー粉

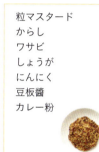

● おすすめうまみ食材

焼きのり
炒りゴマ
青のり
塩昆布
かつお節
梅干し
桜エビ

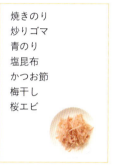

甘みは砂糖の代わりにラカントSで！

　低糖質ダイエット中は、砂糖はNG。そこでおすすめなのが、血糖値の急上昇を抑えることができるラカントSという甘味料です。砂糖をラカントSに置き換えるだけで、低糖質なまま、料理に甘みを加えたり、甘いデザートを作ることができます。

料理酒も糖質ゼロのものを！

　料理酒は、料理にコクを出したり、食材の臭みを消したりすることができますが、高糖質なものが多いので注意。最近は、糖質が含まれていない料理酒も市販されているので、上手に活用しましょう。本書でも、糖質ゼロの料理酒を使っています。

シンプルな調理法でエネルギーカット

　シンプルな調理法は、糖質を多く含む調味料を使わずにすむのでおすすめです。ただし、一番シンプルな生食の際は、ドレッシングなどで糖質を上げてしまわないように注意しましょう。気をつけたいのは揚げ物。衣に糖質の高い小麦粉やパン粉が使われるので要注意。素揚げであればOKです。

OK!

ゆでる、蒸す、網で焼く
シンプルで、不要な脂も落とせます。

生
ドレッシングなどでの味つけに注意。

煮る
高糖質な調味料に気をつけて。

揚げる
小麦粉やパン粉を使わなければOK。

フライパンで焼く、炒める
オイルの使用もOK。

NG!

天ぷら、フライ
衣が高糖質。
揚げるなら素揚げに。

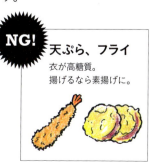

ライザップの理想の体づくり

やせる体をつくるのは「食事」＋「運動」＋「睡眠」

　ライザップが提案する理想の体とは、やせやすく、太りにくい、基礎代謝の高い体です。基礎代謝が高いと、同じものを食べても太りづらく、リバウンドもしにくくなります。本書では食事について紹介していますが、理想の体づくりに大切なのは、「食事」「運動」「睡眠」のバランスです。基礎代謝量を上げるには、筋肉量を増やす運動や、内臓の働きを正す規則正しい生活が大切。そこに糖質のコントロールされた食事が加わることで、大きな効果が発揮されるのです。思うように体重が落ちないときは、この3つの中のどれかが崩れていないか、自分の生活を見直してみましょう。

理想の体を実現する3つのステージ

シェイプアップ期

糖質徹底カットで脂肪燃焼

最初の期間は徹底して糖質を制限し、脂肪を燃焼させます。1日の糖質量の摂取目安は50g程度。3食の主食のほか、イモ類などの高糖質な食品や、野菜、調味料に含まれている糖質にも注意。たんぱく質をしっかりとって食事のボリュームを確保します。筋肉を落とさないために、週2回ほどの運動の習慣をつけましょう。

糖質 1日あたり **50g程度**

スタイルデザイン期

少しずつ糖質もOKに

目標体重まで落ちたら、徐々に糖質をとっていきます。ただし、徹底的に糖質を抜いたあとなので、一気に摂取するとリバウンドの危険も。夜は変わらず糖質は少なめに、朝と昼、または運動後に、1食あたり体重(kg)×1.0〜1.2gを目安に摂取しましょう。たんぱく質は引き続きしっかりとり、筋肉量を増やして基礎代謝を上げます。

糖質 朝と昼に **体重(kg)×1〜1.2g**

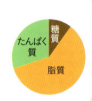

ボディマネジメント期

筋肉量を落とさずリバウンド知らず

引き締まった理想の体を手に入れたら、それを維持していく時期になります。糖質の摂取量は1食40g、1日120g程度にし、ストレスにならない範囲で調整します。筋肉維持のため、代謝を助けるビタミンB_1などの栄養素がおすすめ。糖質、脂質、たんぱく質をバランスよく摂取して、効率よくエネルギーに変換しましょう。

糖質 1日あたり **120g程度**

まずは2週間、低糖質食の継続を！

本書で扱うのは「シェイプアップ期」の食事です。
個人差はありますが、2週間ほどで低糖質食に慣れる方がほとんど。
ここを乗り越えてやせ体質に変え、理想の体づくりをスタートさせましょう！

Part 1

ライザップ式
2週間
ダイエット献立

しっかり食べてキレイにやせる。
それが、ライザップ式ダイエット献立です。
ライザップメソッドをもとに、糖質量、たんぱく質量、
その他必要な栄養がバランスよくしっかり考えられているので、
何を食べればいいのか、もう迷いません。
ダイエット成功のカギを握る最初の2週間を、
ライザップと一緒にスタートさせましょう！

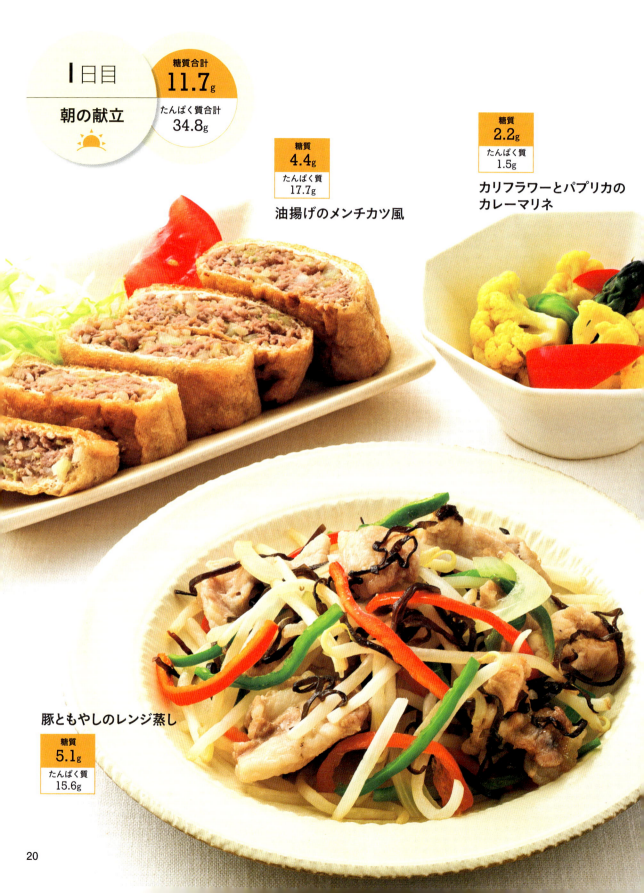

1日目 朝の献立

糖質合計 **11.7**g
たんぱく質合計 **34.8**g

油揚げのメンチカツ風
糖質 **4.4**g
たんぱく質 17.7g

カリフラワーとパプリカのカレーマリネ
糖質 **2.2**g
たんぱく質 1.5g

豚ともやしのレンジ蒸し
糖質 **5.1**g
たんぱく質 15.6g

低糖質2週間献立1日目。
朝はしっかり食べてエネルギーを蓄えましょう。
メンチカツは衣不使用で糖質オフ！

主菜

豚ともやしの
レンジ蒸し

肉と野菜を切ってレンジでチン！
メインのおかずが簡単に完成。

■ 材料(1人分×2食分)

豚ロース肉(薄切り)	130g
A [塩昆布	10g
塩、こしょう	各適量
玉ネギ	¼個
ピーマン	2個
ピーマン(赤)	1個
もやし	180g
糖質ゼロ料理酒	大さじ1と½

■ 作り方

1 豚肉は食べやすく切って、**A**と混ぜ合わせる。

2 玉ネギは5㎜幅に切る。ピーマン2種は種を取り、細切りにする。

3 耐熱皿にもやし、**2**を入れて混ぜ合わせ、**1**をのせる。酒をまわしかけてラップをし、電子レンジで5分加熱する。

半量は
つくりおき
▶P.32

副菜
たんぱく質

油揚げの
メンチカツ風

衣を油揚げで作って低糖質に。
ボリューム満点で満足感のある一品。

■ 材料(1人分×1食分)

油揚げ	1枚
合挽き肉	60g
キャベツ	60g
A [糖質ゼロ料理酒	小さじ1
ゴマ油、オイスターソース	各小さじ1弱
ゴマ油	小さじ½
キャベツ(せん切り)	適量
トマト(くし切り)	⅙個分

■ 作り方

1 キャベツは粗みじん切りにしてボウルに入れ、塩少々(分量外)をふって軽くもむ。しんなりしたら水気を絞る。

2 ボウルに合挽き肉を入れて練り、**1**と**A**を加えてさらに練り混ぜる。

3 油揚げは辺の短い方を1片切り落として中を広げ、切り落とした部分は**2**と混ぜて油揚げに詰める。

4 フライパンにゴマ油を熱し、**3**を入れて焼き色がついたら裏返し、ふたをして弱火で蒸し焼きにする。

5 ふたを取って強火で表面を焼いて食べやすく切り、器に盛り、キャベツのせん切りとトマトを添える。

副菜
野菜・海藻

カリフラワーと
パプリカのカレーマリネ

カレー味が献立の中でアクセントに。
常備菜として食卓に彩りを加えます。

■ 材料(1人分×6食分)

カリフラワー	250g
パプリカ(赤)	½個
グリーンアスパラガス	2本
A [水、酢	各120㎖
ラカントS	大さじ2
カレー粉	大さじ½
塩	小さじ1

■ 作り方

1 カリフラワーは小房に分ける。パプリカは小さめの乱切りにする。

2 アスパラガスは根元とはかまを落とし、3㎝幅の斜め切りにする。

3 鍋に**A**を煮立て、**2**を入れて1分加熱し、**1**を加えてさらに30秒ほど煮てそのまま冷ます。

3日分の常備菜

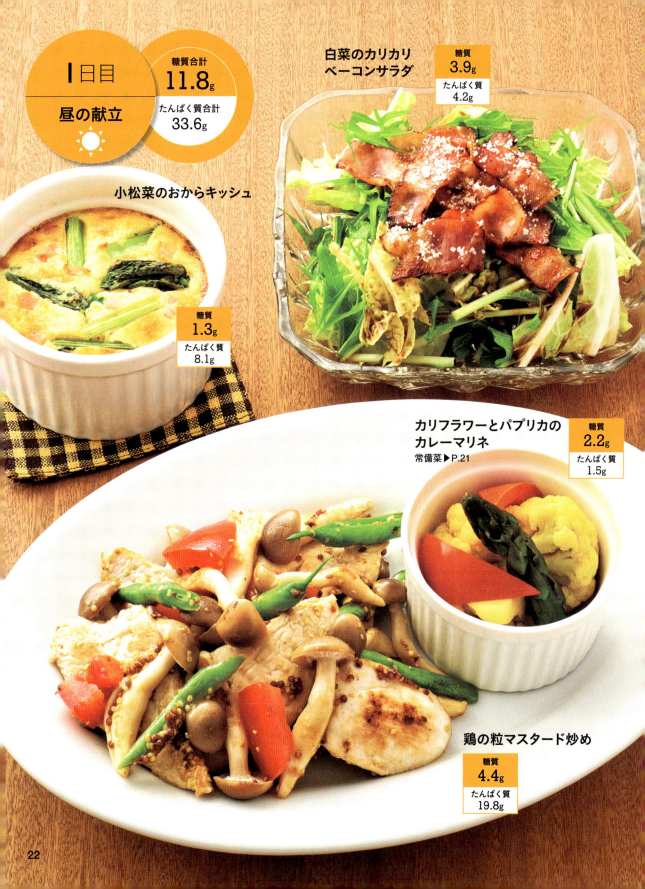

昼は副菜を増やしてたっぷりボリュームに。
おからキッシュはココット皿に入れて
焼き上げるので簡単です。

Part 1 2週間ダイエット献立 1日目

主菜

鶏の粒マスタード炒め

低糖質な鶏むね肉に、相性のよい
粒マスタードを合わせました。

■ 材料(1人分×1食分)

鶏むね肉(皮なし)
　……………… 70〜80g
シメジ ………………… ½パック
サヤインゲン ……………… 3本
トマト ………………………… ¼個
バター ………………………… 10g
にんにく(すりおろし) … 小さじ¼
A ┌ 粒マスタード ……… 小さじ2
　└ 塩、こしょう ……… 各少々

■ 作り方

1　鶏むね肉はそぎ切りにする。

2　シメジは石づきを落としてほぐす。サヤインゲンは斜め切りにする。トマトはざく切りにする。

3　フライパンにバターとにんにくを入れて熱し、1を両面焼き色がつくまで焼く。

4　2を順に加えて炒め、Aを加えて炒め合わせる。

副菜
たんぱく質

小松菜のおからキッシュ

おからでボリュームUP！
お弁当のおかずにも◎。

■ 材料(1人分×2食分)

小松菜 ……………………… 50g
バター ………………………… 5g
生ハム ………………… 1枚(10g)
A ┌ 生おから ………………… 40g
　│ 溶き卵 ……………… 1個分
　│ 生クリーム ………… 大さじ4
　│ 塩、こしょう ……… 各少々
　└ ピザ用チーズ ………… 15g

■ 作り方

1　小松菜は3㎝長さに切り、バターを熱したフライパンで炒めて粗熱をとる。

2　ボウルにAを入れて混ぜ合わせ、粗く刻んだ生ハム、1を加えて混ぜる。

3　ココット皿(200㎖容量)に等分に入れて、オーブントースターで15分ほど焼く。

半量は
つくりおき
▶P.33

副菜
野菜・海藻

白菜のカリカリベーコンサラダ

シャキシャキの白菜とカリカリの
ベーコンの食感が楽しめます。

■ 材料(1人分×2食分)

白菜 ………………………… 150g
水菜 ………………………… 30g
ベーコン ……………… 2枚(40g)
オリーブオイル …………… 少々
A ┌ オリーブオイル、
　│ 　バルサミコ酢
　│ 　………… 各大さじ1と½
　│ 塩 ……………… 小さじ¼
　└ こしょう ……………… 少々
粉チーズ ……………… 小さじ½

■ 作り方

1　白菜は、葉はザク切り、軸は2㎝の短冊切りにする。水菜はザク切りにする。

2　ベーコンは2㎝幅に切り、オリーブオイルを熱したフライパンでカリカリに焼く。

3　Aを混ぜ合わせ、1とさっくりと和えて器に盛る。2をのせ、粉チーズをかける。

半量は
つくりおき
▶P.33

副菜
野菜・海藻
カリフラワーとパプリカのカレーマリネ
常備菜▶P.21

1日目
夜の献立

糖質合計 **5.4g**
たんぱく質合計 **29.8g**

ブロッコリーの豆腐クリームグラタン

糖質 **3.8g**
たんぱく質 **8.6g**

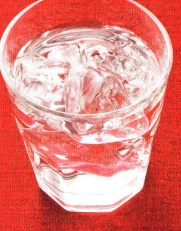

サーモンロール

糖質 **1.6g**
たんぱく質 **21.2g**

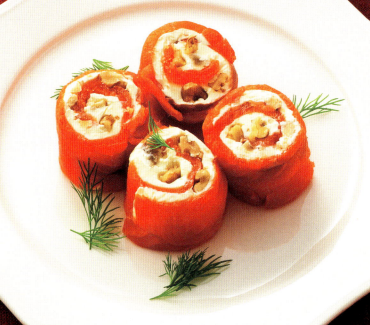

夜はボリュームを控えめに。それでも、サーモンロールと、ブロッコリー入りのグラタンで、食べごたえは充分です。

主菜

サーモンロール

たっぷりのクリームチーズとくるみをスモークサーモンで巻きました。

■ 材料(1人分×1食分+アレンジ1食分)

スモークサーモン	9枚
クリームチーズ	70g
くるみ(無塩)	20g
ディル	適量

■ 作り方

1 クリームチーズは室温に戻しておく。くるみは粗く砕いておく。

2 ラップを広げ、スモークサーモンを縦長にして、左右が少しずつ重なるように並べる。

3 手前と奥を少しあけて、クリームチーズを均等にぬり広げ、くるみをちらす。

4 ラップごと持ち上げ、手前からくるくると巻き、全体をラップで包む。冷蔵庫で30分ほど冷やす。⅔量をラップごと食べやすく切り、ラップを取って器に盛り、ディルを添える。

1/3量は
つくりおきアレンジ

アレンジ！

翌朝のための簡単アレンジ

サーモンレタスロール

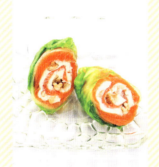

材料(1人分×1食分)

「サーモンロール」	⅓量
レタス	1枚(40g)

作り方

1 レタスはサッとゆでて冷水にとり、ペーパータオルで水気をよくふく。

2 1を広げてサーモンロールを手前にのせ、手前からひと巻きしたら左右を内側に折りたたんでしっかりと巻く。

3 斜め半分に切って器に盛る。

副菜 たんぱく質

ブロッコリーの豆腐クリームグラタン

小麦粉の代わりに、豆腐と生クリームのホワイトソースでコクを出しました。

■ 材料(1人分×2食分)

ブロッコリー	120g
ニンジン	50g
絹ごし豆腐	約⅓丁(120g)
生クリーム	大さじ1と½
A 顆粒コンソメスープの素	小さじ⅓
塩	小さじ¼
ピザ用チーズ	20g

■ 作り方

1 ブロッコリーは小房に分ける。ニンジンは小さめの乱切りにして、ともにゆでる。

2 絹ごし豆腐はペーパータオルで水気をふいてボウルに入れ、生クリームを少しずつ加えながら泡立て器で混ぜ、なめらかになったら**A**を加えて混ぜる。

3 耐熱皿に**1**を等分に入れて、**2**とピザ用チーズをかけて、オーブントースターで表面に焼き色がつくまで5分ほど焼く。

半量は
つくりおき
▶P.30

つくりおき分も焼いておき、食べる前に電子レンジまたはオーブンで温め直します。

2日目 朝の献立

糖質合計 **7.0**g
たんぱく質合計 **27.9**g

サーモンレタスロール
▶P.25 アレンジ

糖質 **1.5**g
たんぱく質 **10.8**g

カリフラワーとパプリカのカレーマリネ
常備菜 ▶P.21

糖質 **2.2**g
たんぱく質 **1.5**g

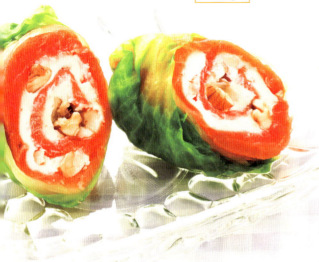

イカと野菜のアンチョビ炒め

糖質 **3.3**g
たんぱく質 **15.6**g

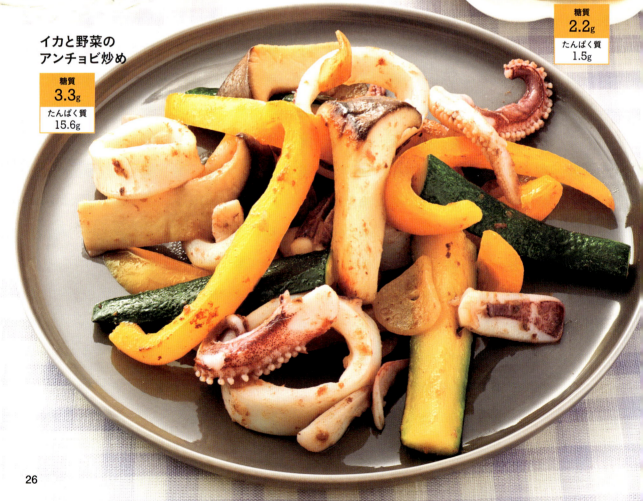

スルメイカからたんぱく質を摂取。
前日のサーモンロールをレタスで巻けば、
見た目も食感も違う朝に最適な一品に。

| 副菜 たんぱく質 | **サーモンレタスロール** ▶P.25 アレンジ |
| 副菜 野菜・海藻 | **カリフラワーと パプリカのカレーマリネ** 常備菜 ▶P.21 |

主菜

イカと野菜のアンチョビ炒め

アンチョビの塩気とうまみが効いた、
ササッと作れる主菜です。

■ 材料（1人分×2食分）

スルメイカ … 小1杯（200〜240g）
ズッキーニ …………………… ½本
エリンギ …………………… 1本
パプリカ（黄） ……………… ½個
オリーブオイル ………… 大さじ1
にんにく …………………… 1片
A ┌ アンチョビフィレ（刻む）
　│ ……………… 2枚分
　└ 白ワイン ………… 大さじ1
塩、こしょう ………… 各適量

■ 作り方

1 イカは胴と足に分けてワタと軟骨を取り除き、胴は皮をむいて輪切り、エンペラは細切り、足は食べやすく切る。

2 ズッキーニは1cm幅の棒状に切る。エリンギは長さを半分にして、4等分に切る。パプリカは縦に1cm幅に切る。にんにくは薄切りにする

3 フライパンにオリーブオイルとにんにくを入れて火にかけ、香りが立ったら残りの**2**を入れて炒める。

4 **A**とイカを加えて炒め合わせ、塩、こしょうで調味する。

半量は
つくりおき
▶P.38

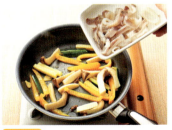

Point
ある程度野菜を炒めてからアンチョビとイカを加え、イカに火を通しすぎてかたくならないように仕上げます。

Advice
パプリカは彩り程度に

野菜の中でも、パプリカやトマトなどの暖色系の野菜は糖質が高め。食べすぎには注意が必要です。少量を彩り程度に入れるのであれば食卓が華やかになるので、分量を守って使用しましょう。

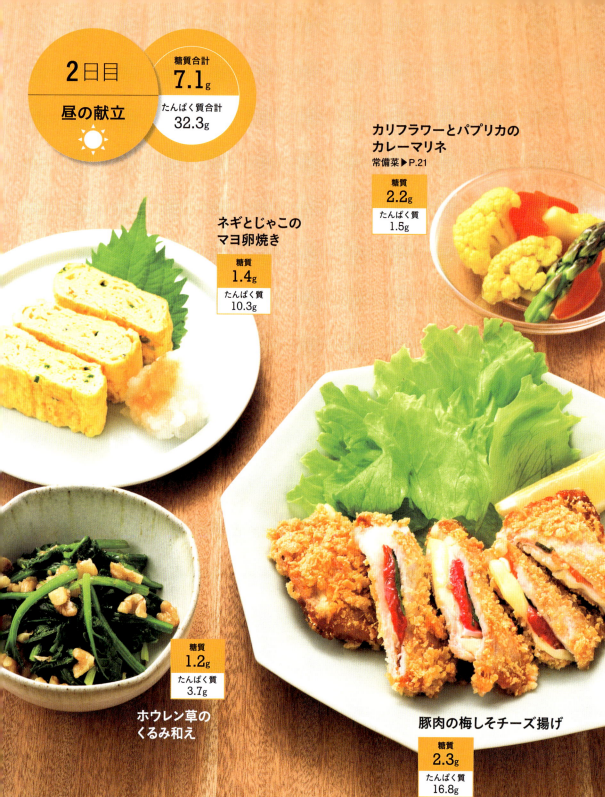

2日目 昼の献立

糖質合計 **7.1**g
たんぱく質合計 **32.3**g

ネギとじゃこのマヨ卵焼き
糖質 **1.4**g
たんぱく質 **10.3**g

カリフラワーとパプリカのカレーマリネ
常備菜 ▶P.21
糖質 **2.2**g
たんぱく質 **1.5**g

ホウレン草のくるみ和え
糖質 **1.2**g
たんぱく質 **3.7**g

豚肉の梅しそチーズ揚げ
糖質 **2.3**g
たんぱく質 **16.8**g

チーズ揚げに使った手作りドライおからは
低糖質食に大活躍。
おいしく糖質オフする工夫がたっぷりの献立です。

主菜

豚肉の梅しそチーズ揚げ

糖質量が多いパン粉の代わりに
手作りのドライおからで糖質カット。

■ 材料（1人分×1食分）
豚ロース肉（しょうが焼き用）
　………………………… 2枚（60g）
塩、こしょう ………………… 各適量
スライスチーズ ………………… 1枚
梅干し ………………………… 1個
青じそ ………………………… 1枚
ドライおから（→P.102）… 大さじ3
揚げ油 ………………………… 適量
レタス、レモン（くし切り）
　……………………………… 各適量

■ 作り方
1 豚肉は筋を切り、塩、こしょうをふる。

2 1の1枚に半分に切ったスライスチーズを重ねてのせ、種を取った梅干しをぬり、青じそをのせてもう1枚ではさむ。

3 ドライおからを両面にまぶし、冷蔵庫で15分ほどおく（つなぎ目をフォークで押さえながらまぶすと、肉がはがれにくい）。170℃の揚げ油でカラリと揚げる。

4 食べやすく切って器に盛り、レタス、レモンを添える。

副菜
たんぱく質

ネギとじゃこのマヨ卵焼き

マヨネーズを加えてコクとうまみを
UP。ふわふわな仕上がりに。

■ 材料（1人分×2食分）
卵 …………………………… 3個
万能ネギ …………………… 2本
A［ちりめんじゃこ …… 大さじ1
　 マヨネーズ、水
　　　　　…… 各大さじ1と1/2
　 顆粒だしの素 ………… 少々］
菜種油 …………………… 大さじ1
大根おろし ………………… 適量
青じそ …………………… 2枚
醤油 ……………………… 少々

■ 作り方
1 万能ネギは小口切りにする。

2 ボウルに卵を溶きほぐし、**1**、**A**を加えて混ぜ合わせる。

3 卵焼き器に菜種油を薄くひいて熱し、**2**を適量流し入れて巻く、を繰り返す。

4 食べやすく切り分けて器に盛り、大根おろし、青じそを添え、醤油をかける。

半量は
つくりおき
▶P.39

副菜
野菜・海藻

ホウレン草のくるみ和え

乾炒りしたくるみは粗く刻むことで
食感を楽しめます。

■ 材料（1人分×2食分）
ホウレン草 ………………… 150g
くるみ（無塩） ……………… 25g
A［醤油 …………………… 大さじ1/2
　 ラカントS ………… 小さじ2/3］

■ 作り方
1 鍋にたっぷりの湯を沸かし、塩少々（分量外）を入れて、ホウレン草をゆでる。

2 1を冷水にとってさらし、水気を絞って5cm長さに切る。

3 くるみはフライパンで乾炒りして粗く刻み、**A**と混ぜ合わせ、**2**を加えて和える。

半量は
つくりおき
▶P.39

副菜
野菜・海藻

カリフラワーとパプリカのカレーマリネ
常備菜 ▶P.21

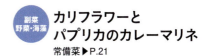

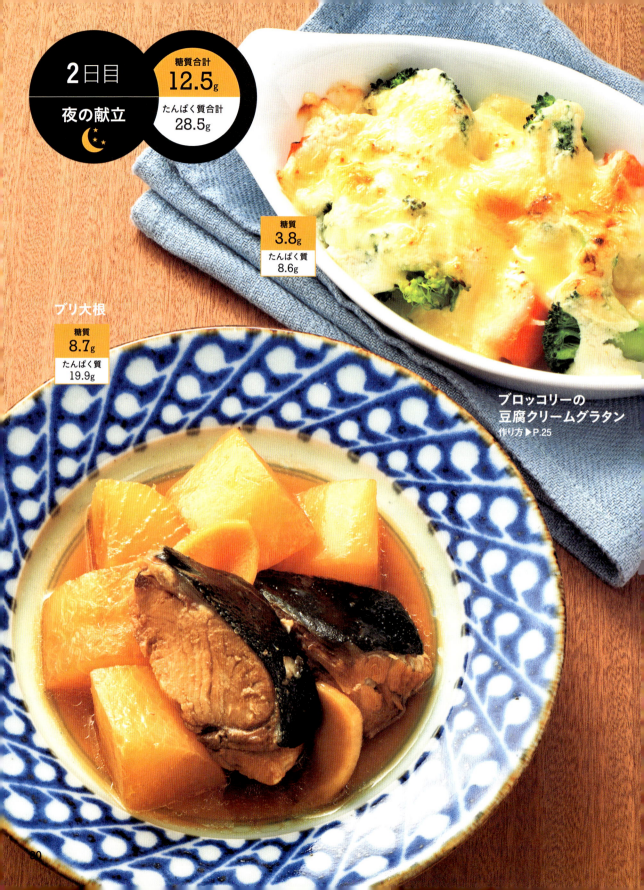

2日目 夜の献立

糖質合計 **12.5**g
たんぱく質合計 **28.5**g

ブロッコリーの豆腐クリームグラタン
糖質 **3.8**g
たんぱく質 **8.6**g
作り方 ▶P.25

ブリ大根
糖質 **8.7**g
たんぱく質 **19.9**g

高糖質になりがちな和食も、調味料を工夫すれば大丈夫。
副菜は昨夜のつくりおきのグラタンを温め直せばOKです。

ブリ大根

主菜

ブリと大根に、
煮汁の味をしっかりと染み込ませます。

■ 材料（1人分×1食分＋アレンジ1食分）
ブリのアラ ……… 正味170～200g
大根 ……………………………… 100g
A [
水 …………………………… 75㎖
糖質ゼロ料理酒 …… 大さじ1
みりん ………………… 大さじ1
醤油 …………………… 大さじ1
ラカントS ……… 大さじ1と1/2
]
しょうが ………………………… 1/2片

■ 作り方
1 大根は皮をむき、3～4㎝厚さのいちょう切りにして鍋に入れ、水（分量外）を入れる。

2 ふたをして火にかけ、煮立ったら大根に竹串が通るまで弱火で20分ほどゆでる。

3 ブリは血合いなどを流水で洗い流す。

4 別の鍋にたっぷりの熱湯を沸かしてブリを入れ、表面の色が変わったらザルにあげる。

5 ブリを流水にあてながら、1切れずつ残った血の塊やうろこを洗い流して水気をきる。

6 5を鍋に入れ、Aを入れて煮立てる。

7 しょうがを薄切りにして加える。再度煮立ったらアクを取り、落としぶたをして10分ほど煮る。

8 2の大根の水気をきり、7に加えて落としぶたをし、時々大根を返しながらやわらかくなるまで30～40分煮込む。

9 落としぶたを取り、仕上げにスプーンで煮汁をかけながら2～3分煮る。

10 火を止めてそのまま30分ほど味を含ませる。2/3量を器に盛る。

翌朝のための簡単アレンジ

薬味たっぷりブリ大根

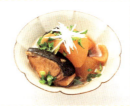

材料（1人分×1食分）
「ブリ大根」 ………………………… 1/3量
長ネギ ……………………………… 5㎝
大根の葉 …………………………… 10g

作り方
1 長ネギは白髪ネギ（左記コラム参照）にする。大根の葉は1㎝幅に切る。
2 ブリ大根に大根の葉を加えて温め、白髪ネギをのせる。

Advice
薬味の白髪ネギは前日のうちに

翌朝のアレンジに使う長ネギは、白髪ネギにして、ラップに包んで冷蔵保存しておくと便利です。5㎝長さほどに切った長ネギに、繊維に沿って中央まで切り込みを入れます。芯が出てくるので取り除き、白い部分のみを繊維に沿ってせん切りにします。冷水に30秒ほどさらすとシャキッとするので、水気をきって箸などでほぐせば完成です。

1/3量は
つくりおきアレンジ
アレンジ！

副菜
たんぱく質

ブロッコリーの豆腐クリームグラタン
作り方 ▶ P.25

3日目 朝の献立

糖質合計 **12.4g**
たんぱく質合計 **27.3g**

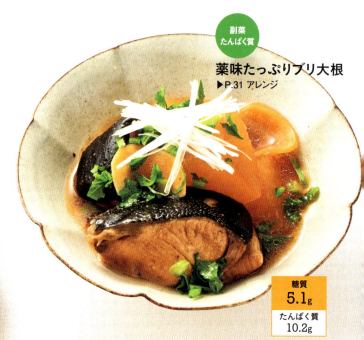

副菜 たんぱく質
薬味たっぷりブリ大根
▶P.31 アレンジ

糖質 **5.1g**
たんぱく質 **10.2g**

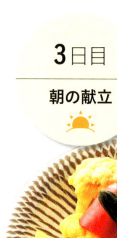

副菜 野菜・海藻
カリフラワーとパプリカのカレーマリネ
常備菜 ▶P.21

糖質 **2.2g**
たんぱく質 **1.5g**

全品つくりおきでラクラク朝ごはん!

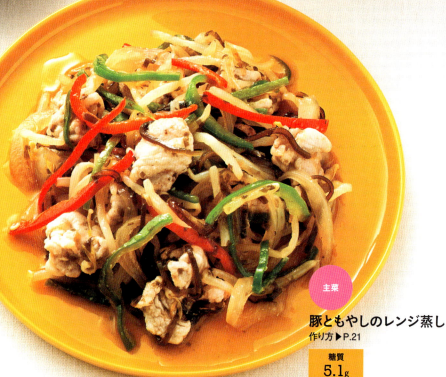

主菜
豚ともやしのレンジ蒸し
作り方 ▶P.21

糖質 **5.1g**
たんぱく質 **15.6g**

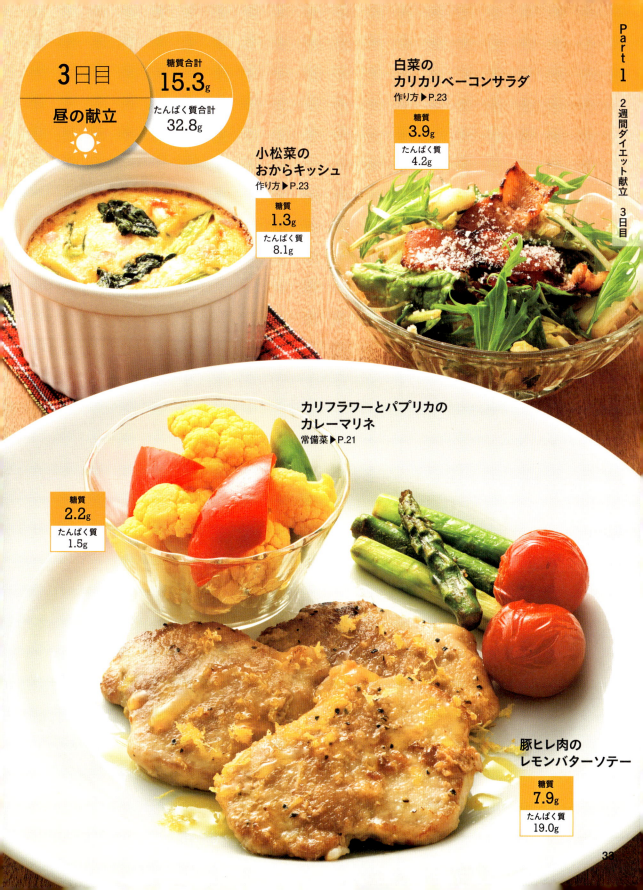

Part 1 2週間ダイエット献立 3日目

3日目 昼の献立

糖質合計 **15.3g**
たんぱく質合計 **32.8g**

小松菜のおからキッシュ
作り方 ▶P.23
糖質 **1.3g**
たんぱく質 **8.1g**

白菜のカリカリベーコンサラダ
作り方 ▶P.23
糖質 **3.9g**
たんぱく質 **4.2g**

カリフラワーとパプリカのカレーマリネ
常備菜 ▶P.21
糖質 **2.2g**
たんぱく質 **1.5g**

豚ヒレ肉のレモンバターソテー
糖質 **7.9g**
たんぱく質 **19.0g**

3日目 昼の献立

品目数の多い昼ごはんも、
つくりおきの活用で時間短縮。
主菜は、爽やかなレモンの酸味と
バターのコクのあるポークソテーです。

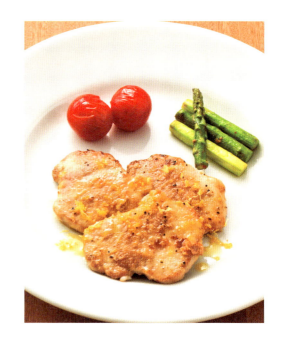

主菜

豚ヒレ肉のレモンバターソテー

やわらかくした豚ヒレ肉をバターと
レモン汁でソテーしました。

■ 材料（1人分×1食分）

豚ヒレ肉	80g
小麦粉	小さじ2
グリーンアスパラガス	1本
ミニトマト	2個
オリーブオイル	大さじ½
バター	10g
レモン汁	大さじ1
塩、粗挽き黒こしょう	各適量
レモンの皮	適宜

■ 作り方

1 豚肉は1.5cm厚さに切り、ラップではさんで麺棒などで叩いてのばし、塩少々と小麦粉を全体にまぶす。

2 アスパラガスは根元とはかまを落として4等分に切る。ミニトマトはヘタを取る。

3 フライパンにオリーブオイルを熱し、**1**、**2**を並べて焼く。野菜は焼けたら取り出す。

4 豚肉に焼き色がついたら裏返し、ふたをして弱火で蒸し焼きにする。

5 バターとレモン汁を加えて中火でとろみがつくまで絡め、塩、粗挽き黒こしょうで調味する。

6 器に盛り、野菜を添え、あればレモンの皮をすりおろしてふる。

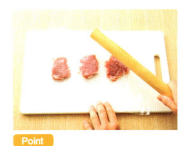

Point
豚ヒレ肉は、ラップではさんで麺棒で叩くと、やわらかくなります。

 副菜 たんぱく質 小松菜のおからキッシュ
作り方 ▶ P.23

 副菜 野菜・海藻 白菜のカリカリベーコンサラダ
作り方 ▶ P.23

 副菜 野菜・海藻 カリフラワーとパプリカのカレーマリネ
常備菜 ▶ P.21

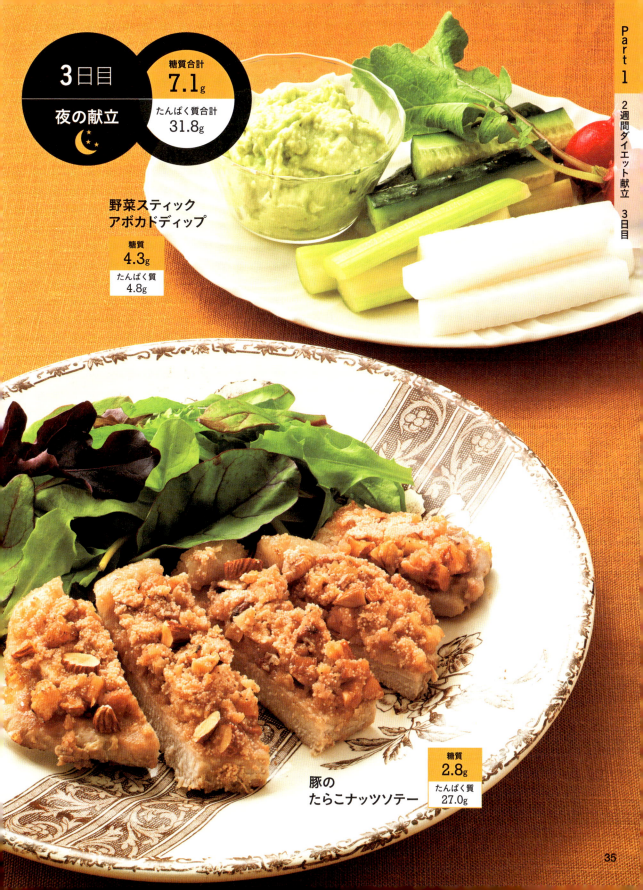

3日目 夜の献立

糖質合計 **7.1**g
たんぱく質合計 **31.8**g

野菜スティック アボカドディップ
糖質 4.3g
たんぱく質 4.8g

豚のたらこナッツソテー
糖質 2.8g
たんぱく質 27.0g

Part 1 2週間ダイエット献立 3日目

3日目 🌙 夜の献立

豚肉にたらこナッツをぬって食べごたえUP！
副菜は手軽な野菜スティックです。

主菜

豚のたらこナッツソテー

たらこナッツをまんべんなくぬり広げ、
サッと焼いて色よく仕上げました。

■ 材料（1人分×1食分＋アレンジ1食分）

豚ロース肉（とんかつ用）
　……………… 1と½枚(150g)
塩、こしょう ……………… 各少々
たらこ ……………… ½腹(30g)
アーモンド（無塩）……………… 10g
くるみ（無塩）……………… 10g
オリーブオイル ……………… 小さじ1
にんにく ……………… 1片
白ワイン ……………… 大さじ1
ベビーリーフ ……………… 適量

■ 作り方

1 豚肉は筋を切り、包丁の背で叩いてのばし、塩、こしょうをふる。

2 たらこは薄皮を取って中身を取り出し、粗く刻んだアーモンドとくるみと混ぜる。

3 フライパンにオリーブオイルとみじん切りにしたにんにくを入れて弱火にかけ、香りが立ったら**1**を入れる。焼き色がついたら裏返し、白ワインを加えて、ふたをして蒸し焼きにする。

4 一度火を止めて**3**に**2**をぬり広げ、ぬった面を軽く焼いて食べやすく切る。⅔量を器に盛り、ベビーリーフを添える。

アレンジ！

翌朝のための簡単アレンジ

豚のたらこナッツソテーサラダ

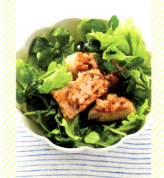

材料（1人分×1食分）
「豚のたらこナッツソテー」… ⅓量
レタス ……………… 50g
クレソン ……………… 15g
塩、オリーブオイル ……… 各適量

作り方
1 豚のたらこナッツソテーは食べやすく切る。

2 レタスはちぎり、クレソンは根元を落として器に盛り、**1**をのせ、塩、オリーブオイルをかける。

1/3量は
つくりおきアレンジ

副菜
野菜・海藻

野菜スティック アボカドディップ

ビタミンE豊富なアボカドディップは、
レモン汁を加えて変色防止。

■ 材料（1人分×2食分）

アボカド ……………… 1個
クリームチーズ ……………… 50g
A ┌ レモン汁 ……………… 小さじ1
　│ マヨネーズ ……………… 大さじ1
　└ 塩 ……………… 小さじ⅓
大根 ……………… 100g
セロリ ……………… ½本
キュウリ ……………… 1本
ラディッシュ ……………… 4個

■ 作り方

1 アボカドは皮と種を取ってひと口大に切る。クリームチーズは室温に戻す。

2 **1**と**A**をフードプロセッサーに入れ、なめらかになるまで攪拌する（フォークでつぶし混ぜてもOK）。

3 大根、セロリ、キュウリはスティック状に切り、ラディッシュとともに器に盛り、**2**のディップを添える。

半量は
つくりおき
▶P.41

スティック野菜は濡らしたペーパータオルとラップをぴったりかける。ディップにもラップをかけて、空気にふれないように。

糖質オフ 3日目!

食欲を我慢するのがつらい…
すぐ小腹が空いてしまう… そんなときは

間食をとって空腹時間をゼロに！

　低糖質食を始めて3日、今までとは違う食事にストレスをためてしまっていませんか？ P.10で触れた通り、ライザップでは間食もOK。むしろ空腹の状態で食事をとると、糖を吸収しやすくなってしまい効率が悪くなるので、食事と食事の中間に1回ずつ、小腹が空いたら間食をとりましょう。おすすめの間食は以下の通り。でもこれはあくまで、小腹が空いたな、と思ったら。無理に食べる必要はありません。

OK!

チョコレート（カカオ70％）
カカオ豆にはポリフェノールが豊富。カカオ含有率70％以上のものを選んで。

チーズ
カルシウムが豊富。ナッツやレーズンなどが入ったものではなく、プレーンのものを。

ゆで卵
1日のたんぱく質摂取量が足りていないときに間食として取り入れるのもおすすめ。

煮干し
鉄分やカルシウム、たんぱく質が豊富。無塩タイプのものを。

スルメイカ（アタリメ）
よく噛むことで満腹中枢も満たせます。おつまみにもぴったり。

茎ワカメ
ちょっとしたときに口に入れられるので便利。食物繊維の補給にも◎。

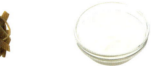
プレーンヨーグルト
腸内環境の改善に。フルーツが入ったものや加糖のものは避けて。

ナッツ
コーティングナッツではなく素焼きのものを。高カロリーなので食べすぎには注意。

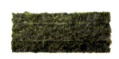
焼きのり
食物繊維やビタミンB₁などの栄養素が豊富。味つけされていないものを。

無調整豆乳
大豆の栄養素を摂取。調整豆乳より無調整豆乳のほうが糖質が低め。

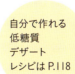

自分で作れる低糖質デザートレシピはP.118

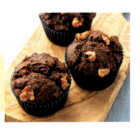

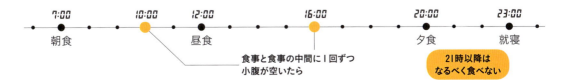

7:00 朝食　10:00　12:00 昼食　16:00　20:00 夕食　23:00 就寝

食事と食事の中間に1回ずつ小腹が空いたら

21時以降はなるべく食べない

4日目 朝の献立

糖質合計 **9.9g**
たんぱく質合計 **31.3g**

昨晩の豚のたらこナッツソテーを食べやすく切ってサラダに。野菜とたんぱく質を同時に摂取できます。

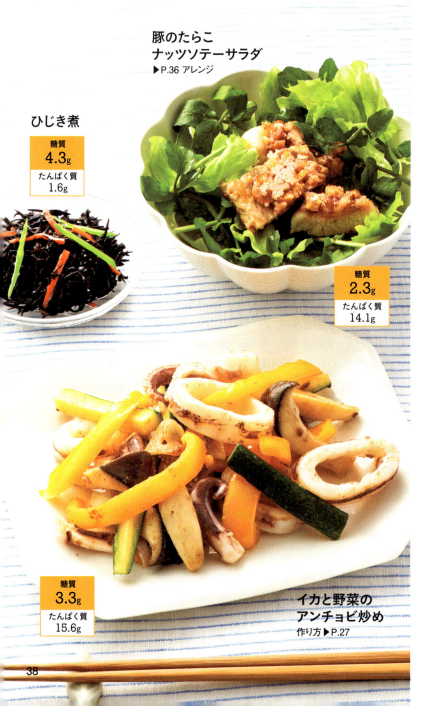

ひじき煮
糖質 4.3g
たんぱく質 1.6g

豚のたらこナッツソテーサラダ
▶P.36 アレンジ
糖質 2.3g
たんぱく質 14.1g

イカと野菜のアンチョビ炒め
作り方▶P.27
糖質 3.3g
たんぱく質 15.6g

ひじき煮
副菜 野菜・海藻

常備菜として、食物繊維、ミネラルを補給します。

■ 材料（1人分×6食分）

芽ひじき（乾燥）……………50g
ニンジン………………………¼本
ゴマ油…………………………大さじ1
A ┌ だし汁……………………200㎖
  │ 糖質ゼロ料理酒……大さじ1
  │ ラカントS……………大さじ1
  └ みりん………………大さじ1
醤油……………………………大さじ2
絹さや……………………………4枚

■ 作り方

1 ひじきはたっぷりの水に10分ほどつけて戻し、熱湯でサッとゆでて水気をよくきる。ニンジンは細切りにする。

2 鍋にゴマ油を熱し、**1**を入れて炒め、**A**を加えて沸騰したら弱火にし、落としぶたをして10分ほど煮る。

3 醤油を加えて煮汁がほとんどなくなるまで煮詰めたら、サッとゆでて細切りにした絹さやを加えて混ぜる。

3日分の常備菜

主菜 **イカと野菜のアンチョビ炒め**
作り方▶P.27

副菜 たんぱく質 **豚のたらこナッツソテーサラダ**
▶P.36 アレンジ

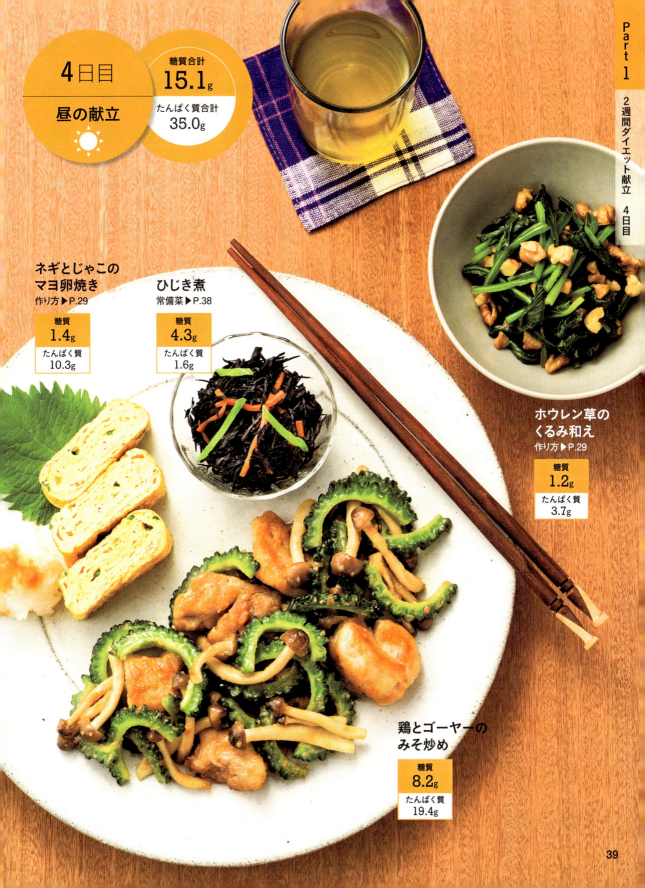

Part 1 2週間ダイエット献立 4日目

4日目 昼の献立

糖質合計 **15.1g**
たんぱく質合計 **35.0g**

ネギとじゃこのマヨ卵焼き
作り方 ▶P.29
- 糖質 1.4g
- たんぱく質 10.3g

ひじき煮
常備菜 ▶P.38
- 糖質 4.3g
- たんぱく質 1.6g

ホウレン草のくるみ和え
作り方 ▶P.29
- 糖質 1.2g
- たんぱく質 3.7g

鶏とゴーヤーのみそ炒め
- 糖質 8.2g
- たんぱく質 19.4g

4日目 ☀ 昼の献立

つくりおきで野菜や海藻を
手軽に取り入れて。
鶏肉と卵焼きから、
たんぱく質もしっかり摂取できます。

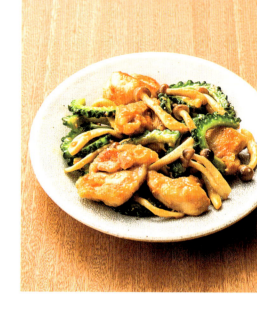

主菜

鶏とゴーヤーの
みそ炒め

鶏もも肉とゴーヤーを、
調味みそで炒めました。

■ 材料（1人分×1食分）

鶏もも肉（皮なし）	70〜80g
塩、こしょう	各少々
ゴーヤー	90g
シメジ	½パック
ゴマ油	大さじ1
片栗粉	大さじ½
A　みそ	大さじ1弱
醤油、糖質ゼロ料理酒	各小さじ½
ラカントS	小さじ1

■ 作り方

1 鶏肉はひと口大に切って塩、こしょうをふる。ゴーヤーは縦半分に切って種とワタを取り、薄切りにする。シメジは石づきを落としてほぐす。

2 フライパンに半量のゴマ油を熱し、ゴーヤーを炒めて、しんなりしてきたらシメジを加えて炒め、一度取り出す。

3 鶏肉に片栗粉をまぶして、残りのゴマ油を熱したフライパンに入れて焼き、焼き色がついたら裏返して火を通す。

4 2を戻し入れて、混ぜ合わせたAを加え、炒め合わせる。

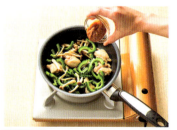

Point
調味料はよく混ぜ合わせてから、サッと肉と野菜に絡めましょう。肉に片栗粉を少量まぶして焼くと、調味料がよく絡みます。

翌朝のための簡単アレンジ

牛すき煮温玉のせ

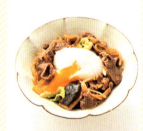

材料（1人分×1食分）
「牛すき煮」……… ⅓量
温泉卵 ……………… 1個

作り方
牛すき煮を温め、温泉卵をのせる。

アレンジ！

副菜 たんぱく質 **ネギとじゃこのマヨ卵焼き**
作り方▶P.29

副菜 野菜・海藻 **ホウレン草のくるみ和え**
作り方▶P.29

副菜 野菜・海藻 **ひじき煮**
常備菜▶P.38

4日目 夜の献立

糖質合計 **12.9**g
たんぱく質合計 **22.9**g

1品だけでも満足感のある牛すき煮がメインの献立。前日にカット済みの野菜スティックアボカドディップを副菜に。

主菜 牛すき煮
ライザップでは牛肉もOK。野菜や低糖質なしらたきと一緒に。

1/3量はつくりおきアレンジ

■ 材料(1人分×1食分＋アレンジ1食分)
- 牛肉(切り落とし) ………… 130g
- 白菜 ………………………… 60g
- 長ネギ(春菊でも可) ……… ½本
- シイタケ …………………… 2枚
- エノキ茸 …………………… 30g
- しらたき …………………… 60g
- A
  - 糖質ゼロ料理酒 ………… 大さじ2と½
  - みりん ………… 大さじ½
  - 醬油 ………… 大さじ1と½
  - ラカントS ………… 大さじ1
  - 昆布 ………… 4cm

■ 作り方

1 白菜は軸の部分は2cm幅のそぎ切りにし、葉はザク切りにする。長ネギは1cm幅の斜め切りにする。エノキは根元を落としてほぐす。しらたきは食べやすい長さに切り、熱湯でゆでてアク抜きし、ザルにあげる。

2 鍋にAを入れ、火にかける。

3 ラカントSが溶けて煮立ったら、白菜の軸の部分、長ネギ、シイタケ、しらたきを入れてふたをし、弱火で10分煮る。

4 白菜がクタッとしたら、白菜の葉、エノキを加え、中央に牛肉を入れ、ふたをして5分ほど煮る。⅔量を器に盛る。

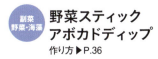

副菜 野菜・海藻
野菜スティックアボカドディップ
作り方 ▶ P.36

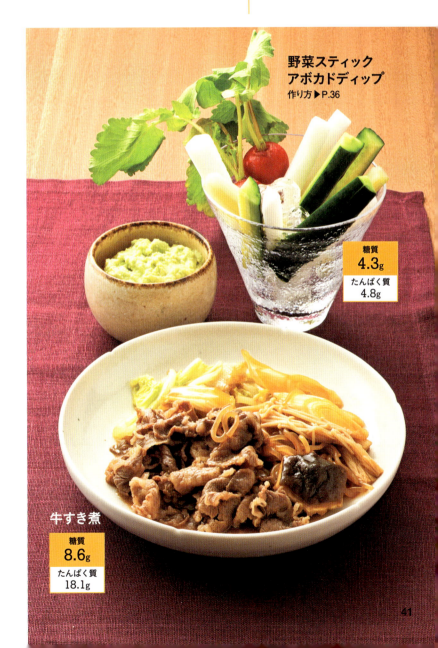

野菜スティックアボカドディップ
作り方 ▶ P.36
糖質 **4.3**g
たんぱく質 4.8g

牛すき煮
糖質 **8.6**g
たんぱく質 18.1g

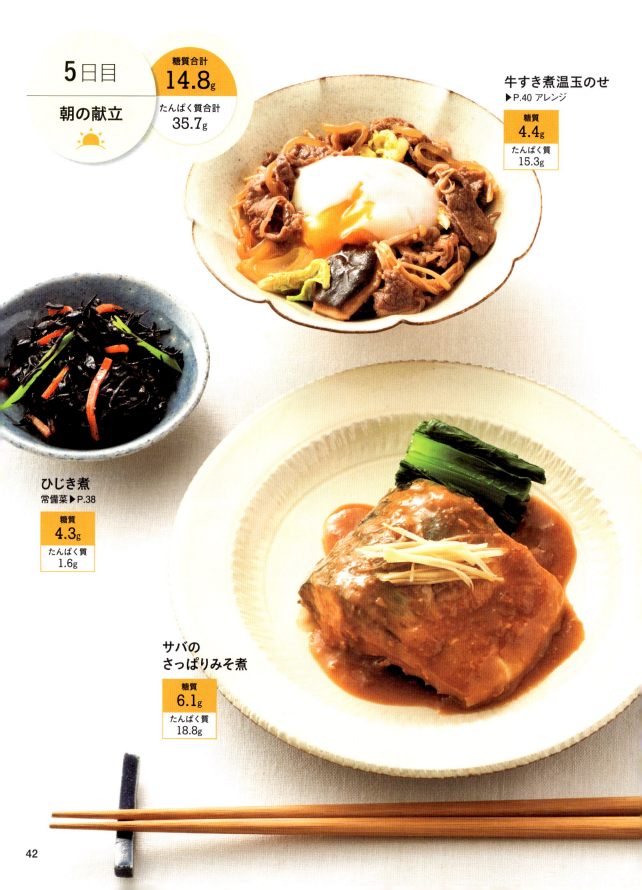

和食の定番、サバのみそ煮献立。
ひじき煮は常備菜で手軽に準備。
朝にしっかり食べると、
1日のエネルギーになります。

主菜

サバの さっぱりみそ煮

サバは低糖質で高たんぱく。
煮汁はとろみがつくまで煮詰めます。

■ 材料（1人分×2食分）

サバ	2切れ（1切れ70〜80g）
梅干し	1個
しょうが	½片
A 昆布だし	200㎖
糖質ゼロ料理酒	50㎖
合わせみそ	大さじ2
ラカントS	大さじ1
小松菜	40g

■ 作り方

1 サバは皮目に十字の切り目を入れる。梅干しは種を取って粗く叩く。しょうがの半量は薄切りにする。残りはごく細切りにして水にさらし、針しょうがにする。小松菜はゆでておく。

2 鍋にAを溶き合わせる。しょうがの薄切り、梅干しを加え、煮立たせる。

3 サバの皮面を上にして加え、ペーパータオルを落としぶたにしてのせ、弱火で15分煮る。

4 落としぶたを取り、煮汁をサバにかけながら、とろみがつくまで煮詰める。

5 盛りつけて煮汁をかけ、水気をきった針しょうがと5cm幅に切った小松菜を添える。

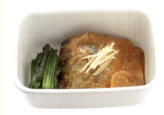

半量はつくりおき
▶P.54

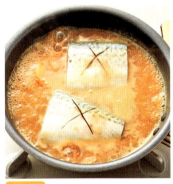

Point
サバのような海魚は、皮面を下にして火を入れると縮んでしまうため、身を下にして煮ると、綺麗に仕上がります。

副菜 たんぱく質 牛すき煮温玉のせ
▶P.40 アレンジ

副菜 野菜・海藻 ひじき煮
常備菜 ▶P.38

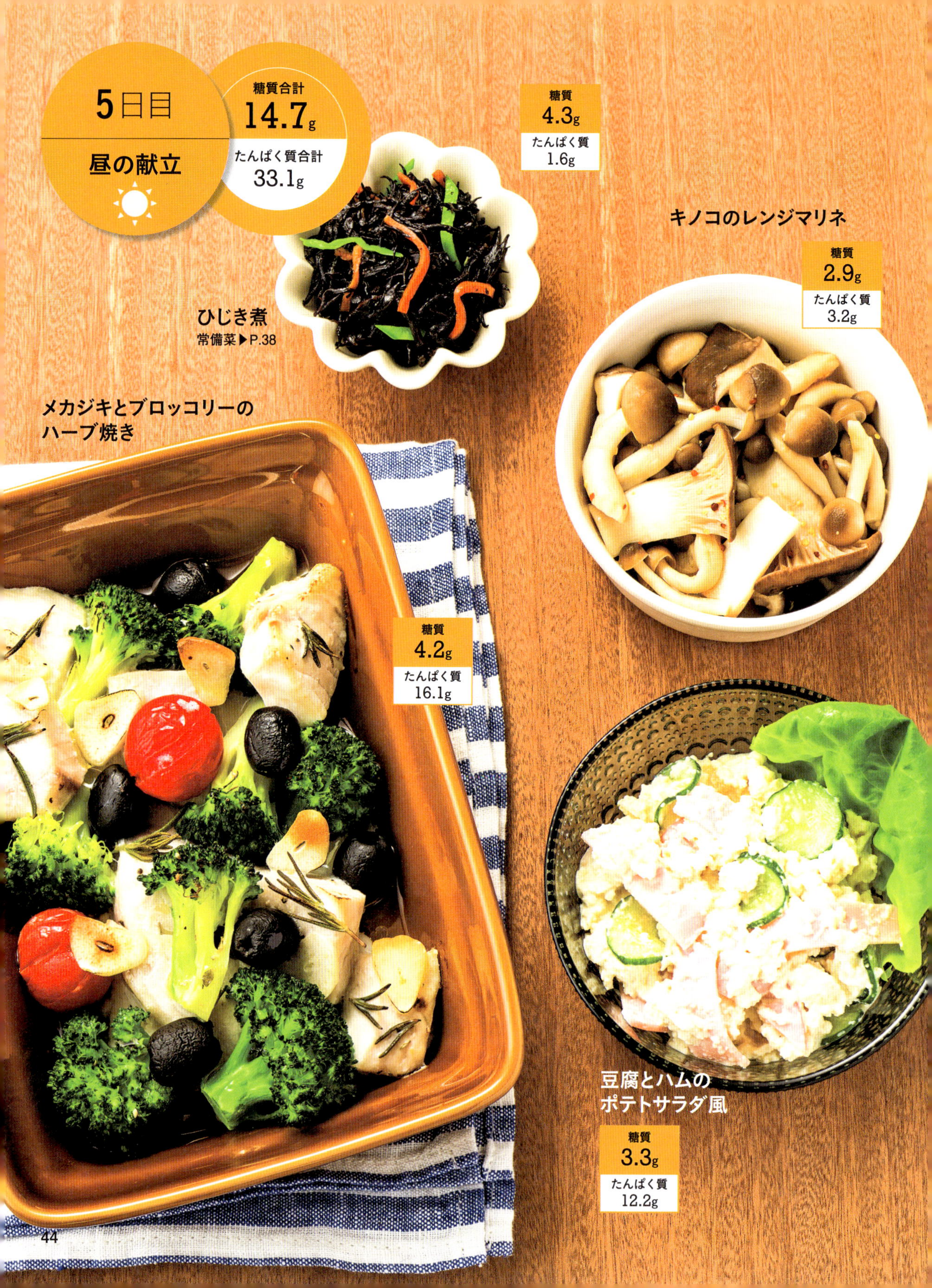

5日目 昼の献立

糖質合計 **14.7**g
たんぱく質合計 **33.1**g

ひじき煮
常備菜 ▶P.38

糖質 **4.3**g
たんぱく質 **1.6**g

キノコのレンジマリネ

糖質 **2.9**g
たんぱく質 **3.2**g

メカジキとブロッコリーのハーブ焼き

糖質 **4.2**g
たんぱく質 **16.1**g

豆腐とハムのポテトサラダ風

糖質 **3.3**g
たんぱく質 **12.2**g

主菜のメカジキは高たんぱくで、
ビタミンDやビタミンEも
しっかり摂取できるおすすめの魚です。

Part 1 2週間ダイエット献立 5日目

主菜

メカジキと
ブロッコリーの
ハーブ焼き

ハーブソルトやローズマリーで香りと
風味をUPさせた低糖質の味つけ。

■ 材料（1人分×1食分）

メカジキ	65〜80g
ミニトマト	2個
ブロッコリー	60g
にんにく	1片
黒オリーブ（種抜き）	6粒
ローズマリー	少々
ハーブソルト	小さじ½
オリーブオイル	大さじ1と½

■ 作り方

1 メカジキはひと口大に切る。ミニトマトはヘタを取る。

2 ブロッコリーは小房に分けてゆでる。にんにくは薄切りにする。

3 1、2、黒オリーブ、ローズマリーをボウルに入れてハーブソルトを加えて混ぜる。

4 耐熱皿に入れ、オリーブオイルをまわしかけてオーブントースターで10〜15分焼く。

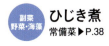

副菜 野菜・海藻
ひじき煮
常備菜 ▶P.38

副菜 たんぱく質

豆腐とハムの
ポテトサラダ風

高糖質なジャガイモを豆腐で代用。
豆腐をしっかり水きりして。

■ 材料（1人分×2食分）

木綿豆腐	1丁弱(250g)
キュウリ	½本
ロースハム	2枚
A [マヨネーズ	大さじ3
塩	小さじ¼
こしょう]	少々
サラダ菜	適量

■ 作り方

1 木綿豆腐はレンジで2分加熱し、粗熱をとってからフォークなどで粗くつぶす。

2 キュウリは薄切りにし、塩少々（分量外）を加えてもみ、しんなりしたら水気を絞る。

3 ロースハムは短冊切りにする。

4 ボウルにAを入れて、1、2、3を加えて和え、器に盛り、サラダ菜を添える。

半量は
つくりおき
▶P.55

副菜 野菜・海藻

キノコのレンジマリネ

電子レンジで簡単調理。加熱後に
しばらく冷まして味を染み込ませます。

■ 材料（1人分×2食分）

エリンギ	1パック
シメジ	1パック
A [白ワインビネガー	大さじ1
粒マスタード、醤油	各大さじ½
塩	小さじ⅓
ラカントS	小さじ1
こしょう]	少々

■ 作り方

1 エリンギは長さを半分にして4等分に切る。シメジは石づきを落としてほぐす。

2 耐熱ボウルにAを合わせ、1を入れて混ぜる。ラップをかけ、電子レンジで2分加熱し、ラップをしたまま冷めるまでおく。

半量は
つくりおき
▶P.55

5日目 夜の献立 🌙

糖質合計 4.0g
たんぱく質合計 21.4g

たたきキュウリの香味ラー油

糖質 1.2g
たんぱく質 0.7g

鶏のしょうが炒め

糖質 2.8g
たんぱく質 20.7g

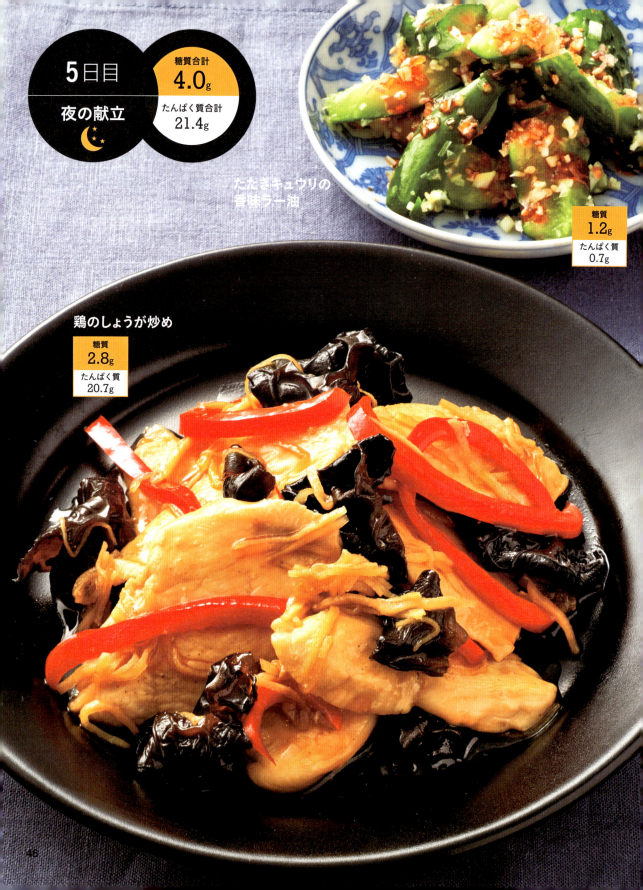

主菜の鶏むね肉はビタミンAが豊富。
ピリ辛のたたきキュウリを副菜に添えて、
エスニックな献立に。

主菜

鶏のしょうが炒め

低糖質で高たんぱくな鶏むね肉を、
代謝アップに効果的なしょうがと一緒に。

■ 材料（1人分×1食分＋翌朝1食分）

鶏むね肉（皮なし） ………… 120g
塩、こしょう …………… 各少々
しょうが ……………………… 25g
パプリカ（赤） ……………… ¼個
きくらげ（乾燥） ……………… 3g
ゴマ油 ………………… 大さじ1
A ┌ オイスターソース、
  │   ナンプラー … 各小さじ2弱
  │ ラカントS ………… 大さじ½
  └ 水 …………… 大さじ2と½

■ 作り方

1 鶏肉は薄めのそぎ切りにして、塩、こしょうをふる。

2 しょうがは皮をむいてせん切りにする。パプリカは細切り、きくらげは水で戻して石づきを落とす。

3 フライパンにゴマ油を熱して**1**を炒め、肉の色が変わったら**2**を加えてさらに炒める。

4 混ぜ合わせた**A**を加えて炒め合わせる。⅔量を器に盛る。

1/3量は つくりおき
▶P.48

Advice
低糖質食の強い味方 鶏むね肉

鶏むね肉は、ライザップでもおすすめしている低糖質食向けの食材です。低糖質で高たんぱくなのはもちろんのこと、ビタミンAなどの栄養素も豊富。脂肪分も少ないので、脂肪が気になる人でも安心して食べられます。皮は取り除いて使いましょう。

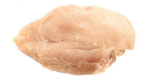

副菜 野菜・海藻

たたきキュウリの香味ラー油

調味料が染み込んだキュウリに、
ラー油がきいたピリ辛の仕上がりです。

■ 材料（1人分×2食分）

キュウリ ……………………… 1本
A ┌ 顆粒鶏がらスープの素
  │ ………………… 小さじ⅓
  └ 塩 …………… 小さじ⅓
B ┌ ミョウガ（みじん切り）
  │ ………………… 1個分
  │ しょうが（みじん切り）
  │ ………………… ½片分
  └ 白炒りゴマ ……… 小さじ½
ラー油 ………………………… 適量

■ 作り方

1 キュウリはポリ袋に入れて麺棒などで叩く。ヘタを取り、食べやすい大きさに切る。袋に戻す。

2 **1**のポリ袋に**A**を加えてもみ、15分ほどおく。

3 キュウリの水気をペーパータオルでふき、**B**と混ぜ合わせて器に盛り、ラー油をかける。

半量は つくりおき
▶P.52

6日目 朝の献立

糖質合計 **7.6**g
たんぱく質合計 **34.8**g

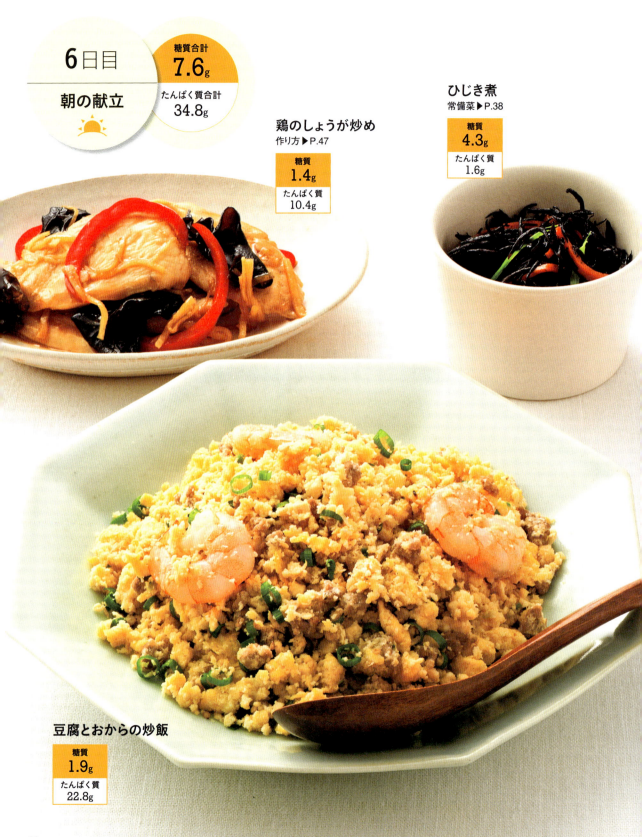

鶏のしょうが炒め
作り方 ▶P.47

糖質 **1.4**g
たんぱく質 **10.4**g

ひじき煮
常備菜 ▶P.38

糖質 **4.3**g
たんぱく質 **1.6**g

豆腐とおからの炒飯

糖質 **1.9**g
たんぱく質 **22.8**g

本格的な炒飯の味が楽しめる
豆腐とおからで作る低糖質炒飯。
副菜にはつくりおきと常備菜を合わせて。
忙しい朝でもしっかりたんぱく質を
チャージできる献立です。

Part 1　2週間ダイエット献立　6日目

主菜

豆腐とおからの炒飯

米を使わずに、豆腐とおからで
パラパラの炒飯ができ上がりました。

1/3量は
つくりおき
アレンジ

副菜 たんぱく質 鶏のしょうが炒め
作り方 ▶ P.47

副菜 野菜・海藻 ひじき煮
常備菜 ▶ P.38

■ 材料(1人分×1食分＋アレンジ1食分)

木綿豆腐	約1/3丁(80〜100g)
万能ネギ	3本
生おから	50g
ゴマ油	大さじ1
豚挽き肉	40g
むきエビ	5尾
卵	2個
白炒りゴマ	大さじ1/2
顆粒鶏がらスープの素	小さじ1
塩、こしょう	各少々
醤油	小さじ1/2

Advice
**鶏がらスープの素は
ふり入れる**

鶏がらスープの素を入れるときは、ザーッとまとめて加えると、そこだけに固まってしまいがちです。一気に加えるのではなく、少しずつふり入れるようにすると、全体に馴染ませやすくなります。

■ 作り方

1 豆腐はペーパータオルで包んで重しをし、10分ほどおいて水きりをする。万能ネギは根元の白い部分と青い部分に分け、それぞれ小口切りにする。卵は溶いておく。

2 フライパンに油をひかずに豆腐を粗くちぎって入れ、強火にかける。

3 木ベラで崩しながら炒め、細かくなったらおからを加えて炒め合わせる。ポロポロになったら一度取り出す。

4 フライパンをペーパータオルでサッとふき、ゴマ油を熱し、万能ネギの白い部分を炒める。

5 油がまわったら挽き肉、エビ、3、卵、白炒りゴマ、スープの素を順に加えて炒め合わせる。

6 全体が馴染んだら、塩、こしょう、醤油で調味し、万能ネギの青い部分を加えてサッと混ぜる。2/3量を器に盛る。

アレンジ！

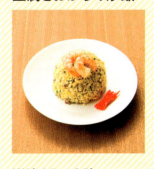

昼食のための簡単アレンジ

豆腐とおからの炒飯

材料(1人分×1食分)
「豆腐とおからの炒飯」 …… 1/3量
紅しょうが ………… 5g

作り方
1 炒飯を温め直し、エビ以外を水で濡らした器に詰めて、皿にのせてひっくり返す。
2 エビをのせて紅しょうがを添える。

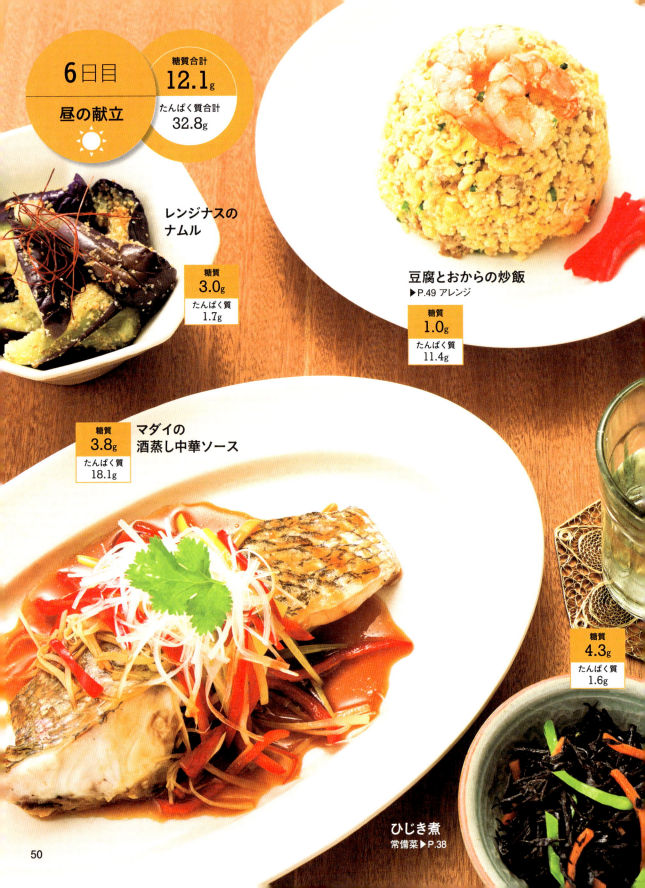

6日目 昼の献立

糖質合計 **12.1g**
たんぱく質合計 **32.8g**

レンジナスのナムル
糖質 3.0g
たんぱく質 1.7g

豆腐とおからの炒飯
▶P.49 アレンジ
糖質 1.0g
たんぱく質 11.4g

マダイの酒蒸し中華ソース
糖質 3.8g
たんぱく質 18.1g

ひじき煮
常備菜 ▶P.38
糖質 4.3g
たんぱく質 1.6g

中華ソースのマダイの酒蒸しに、
朝の炒飯を合わせた中華風献立。
炒飯は、盛り方を変えるだけで
印象が変わり、見た目にも楽しめます。

主菜

マダイの
酒蒸し中華ソース

材料を耐熱皿に入れて電子レンジで加熱するだけ。簡単に完成します。

■ 材料(1人分×1食分)

マダイ	80g
塩、こしょう	各少々
糖質ゼロ料理酒	大さじ1
長ネギ	10cm
ピーマン(赤)	1/2個
しょうが	1片
A 醤油、オイスターソース	各大さじ1/2
酢	小さじ1
パクチー	少々

■ 作り方

1 マダイを耐熱皿にのせ、塩、こしょう、酒をふる。

2 長ネギはせん切りにし、芯の部分は白髪ネギ(→P.31)にして少量残しておく。ピーマンとしょうがは細切りにする。

3 1に2をのせ、混ぜ合わせたAをまわしかけてふんわりとラップをかけ、電子レンジで3分ほど加熱する。白髪ネギ、パクチーをのせる。

副菜 野菜・海藻

レンジナスのナムル

やわらかいナスのナムル。
糸唐辛子がアクセントに。

■ 材料(1人分×2食分)

ナス	3本
A ゴマ油	大さじ1
白すりゴマ	小さじ2
醤油、ラカントS	各小さじ1/3
塩	少々
にんにく(すりおろし)	小さじ1/4
糸唐辛子	少々

■ 作り方

1 ナスはヘタを切り落としてラップに包み、電子レンジで4分加熱して冷水にとる。

2 粗熱がとれたら水気をよく絞り、食べやすく縦に裂く。

3 ボウルにAを合わせて、2を加えて和え、糸唐辛子をのせる。

半量は
つくりおき
▶P.57

副菜 たんぱく質
豆腐とおからの
炒飯
▶P.49 アレンジ

副菜 野菜・海藻
ひじき煮
常備菜 ▶P.38

Advice
ラップで包んで
色鮮やかに仕上げる

電子レンジで簡単に作れるナスのナムル。ラップをしたままレンジで加熱し、冷水にとって冷ましますが、このときにナスの色が悪くなってしまいやすいので注意を。加熱するときは1本ずつラップでぴっちりと包み、冷ますときも、ラップのまま冷水にとるのがコツ。こうすることで、ナスの色を鮮やかに保ったまま仕上げることができます。

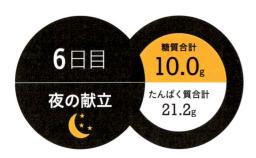

6日目 夜の献立

糖質合計 **10.0**g
たんぱく質合計 **21.2**g

たたきキュウリの香味ラー油
作り方 ▶ P.47

糖質 **1.2**g
たんぱく質 **0.7**g

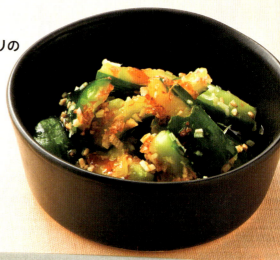

からしみそ牛カツ

糖質 **8.8**g
たんぱく質 **20.5**g

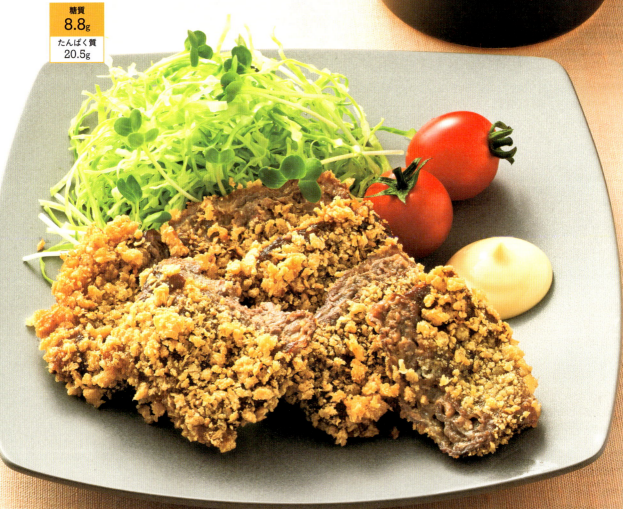

ダイエットメニュー⁉ と驚くような
ボリューミーな牛カツも、衣を工夫すればOK！
ここでもドライおからが活躍します。

> **Advice**
> **おからを馴染ませて衣をはがれにくく**
>
> ドライおからを肉にまぶしてすぐに揚げてしまうと、油の中でポロポロとはがれてしまいやすいので注意。ドライおからをまぶしたら、15分ほどおいておきましょう。おからが牛肉の水分を吸って馴染み、揚げ油に入れてもはがれにくくなります。

Part 1　2週間ダイエット献立　6日目

主菜

からしみそ牛カツ

衣をドライおからで作った
低糖質の牛カツです。

■ **材料（1人分×1食分＋アレンジ1食分）**
牛もも肉（薄切り 赤身肉）　　　　　　 4枚（110〜120g）
A ┌ 練りからし …………… 小さじ1
　 └ みそ ………………… 大さじ⅔
ドライおから（→P.102） … 大さじ5
揚げ油 …………………… 適量
キャベツ（せん切り） ………… 160g
かいわれ大根 ……………… 20g
ミニトマト ………………… 2個
マヨネーズ ………………… 適量

■ **作り方**

1 牛肉は広げて縦におき、片面に混ぜ合わせた**A**を等分にぬり、手前から巻くように4つに折りたたむ。

2 表面にドライおからをまぶして冷蔵庫で15分ほどおいて馴染ませ、170℃の揚げ油でカラリと揚げる。

3 **2**の⅔量を器に盛り、せん切りのキャベツとかいわれ大根を混ぜて⅔量を添え、ミニトマト、マヨネーズを添える。

> 1/3量は
> つくりおきアレンジ

アレンジ！

翌朝のための簡単アレンジ

牛カツチーズ焼き

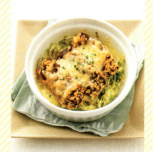

材料（1人分×1食分）
「からしみそ牛カツ」 ……… ⅓量
ピザ用チーズ ……………… 15g
パセリ ……………………… 少々

作り方

1 からしみそ牛カツのキャベツ、かいわれ大根、マヨネーズを混ぜ合わせて耐熱皿に入れ、その上に牛カツを切ってのせる。

2 ピザ用チーズをちらしてオーブントースターでチーズが溶けるまで5分ほど焼き、みじん切りにしたパセリをふる。

副菜 野菜・海藻 たたきキュウリの香味ラー油
作り方▶P.47

7日目 朝の献立

糖質合計 **13.3**g
たんぱく質合計 **35.8**g

つくりおきのサバのみそ煮が再登場。
前日の牛カツは、チーズをちらして
オーブンで焼けば違った味わいの一品に。

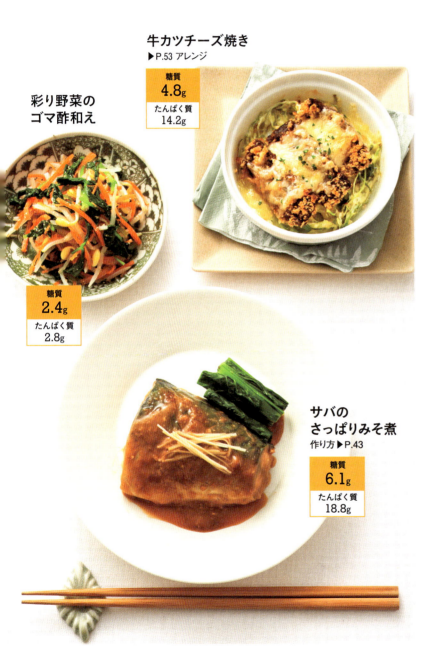

彩り野菜のゴマ酢和え
糖質 2.4g / たんぱく質 2.8g

牛カツチーズ焼き
▶P.53 アレンジ
糖質 4.8g / たんぱく質 14.2g

サバのさっぱりみそ煮
作り方▶P.43
糖質 6.1g / たんぱく質 18.8g

副菜 野菜・海藻
彩り野菜のゴマ酢和え

シャキシャキとした食感と
さっぱりした味わいが箸休めにも。

■ 材料(1人分×2食分)

豆もやし	80g
三つ葉	30g
ニンジン	¼本
A 白すりゴマ	大さじ1
酢、薄口醤油	各大さじ½
ラカントS	小さじ1

■ 作り方

1 豆もやしはひげ根を取る。三つ葉はザク切りにする。ニンジンは細切りにする。

2 1を熱湯でサッとゆでてザルにあげ、水気をよくきって冷ます。

3 ボウルにAを合わせて、2を加えて和える。

半量はつくりおき ▶P.55

🟣 **主菜** サバのさっぱりみそ煮
作り方▶P.43

🟢 **副菜 たんぱく質** 牛カツチーズ焼き
▶P.53 アレンジ

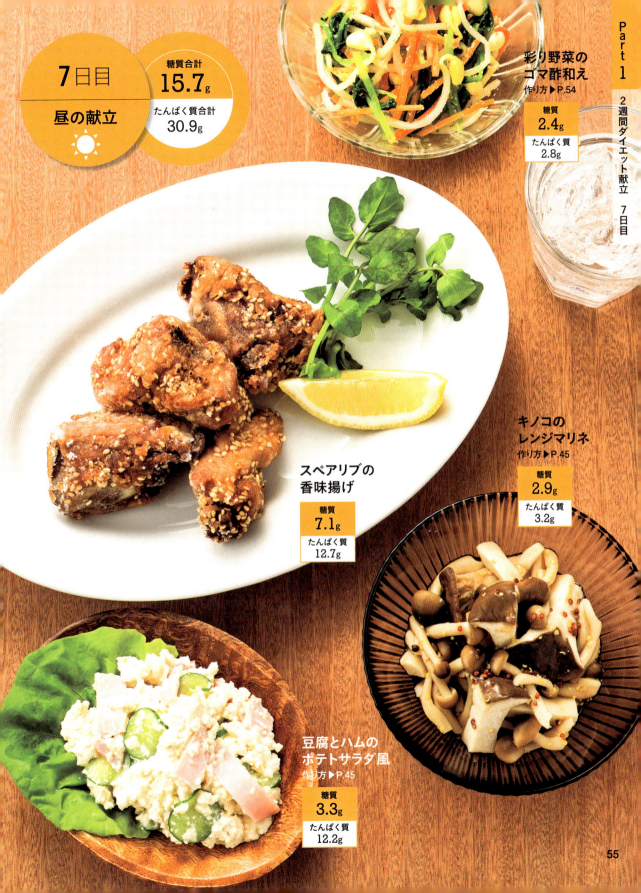

7日目 昼の献立

糖質合計 **15.7g**
たんぱく質合計 **30.9g**

Part 1 2週間ダイエット献立 7日目

彩り野菜のゴマ酢和え
作り方 ▶ P.54
糖質 **2.4g**
たんぱく質 **2.8g**

スペアリブの香味揚げ
糖質 **7.1g**
たんぱく質 **12.7g**

キノコのレンジマリネ
作り方 ▶ P.45
糖質 **2.9g**
たんぱく質 **3.2g**

豆腐とハムのポテトサラダ風
作り方 ▶ P.45
糖質 **3.3g**
たんぱく質 **12.2g**

7日目 ☀ 昼の献立

メインのおかずはスペアリブ。
調味液に一晩つけておけば
さらにおいしく仕上がります。
副菜3品はつくりおきで。

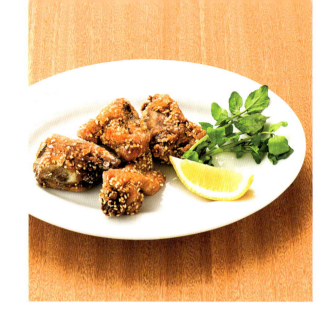

 主菜

スペアリブの香味揚げ

しっかり味を染み込ませた
スペアリブをカラリと揚げました。

■ 材料（1人分×1食分）
スペアリブ（ハーフカット）‥120g
A ┃ にんにく（すりおろし）、
　┃ しょうが（すりおろし）
　┃ ‥‥‥‥‥‥‥‥‥ 各少々
　┃ 醤油、ゴマ油 ‥‥‥ 各小さじ1
　┃ 塩、こしょう ‥‥‥‥ 各少々
B ┃ 白炒りゴマ ‥‥‥‥‥ 小さじ1
　┃ 片栗粉 ‥‥‥‥‥‥‥ 小さじ2
揚げ油 ‥‥‥‥‥‥‥‥‥‥ 適量
クレソン、レモン（くし切り）
　‥‥‥‥‥‥‥‥‥‥‥ 各適量

■ 作り方
1 スペアリブはフォークで身を刺す。

2 ポリ袋に**1**と**A**を入れてもみ込み、冷蔵庫で15分〜1時間（時間があれば一晩）おき、ペーパータオルで水気を軽くふく。

3 **2**に**B**をまぶして160℃の揚げ油に入れ、途中返しながら10〜12分色づくまで揚げる。色づいたら、温度を上げてカラリと揚げる。

4 器に盛り、クレソンとレモンを添える。

> ### Advice
> **油の温度は最初から上げすぎない**
>
> スペアリブを揚げるときは、油の温度を2段階で調節します。最初から高温で揚げてしまうと、表面だけが焦げてしまい、中まで火が入らないため、まずは160℃ほどの油で中まで火を入れてから180℃ほどまで温度を上げると、きちんと火が入った状態で、表面もカラッと揚げることができます。

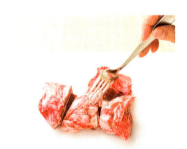

Point
あらかじめ、肉をフォークで数カ所刺しておけば、もみ込んだときに味が入りやすくなります。

 副菜 たんぱく質
豆腐とハムのポテトサラダ風
作り方 ▶ P.45

 副菜 野菜・海藻
キノコのレンジマリネ
作り方 ▶ P.45

 副菜 野菜・海藻
彩り野菜のゴマ酢和え
作り方 ▶ P.54

7日目 夜の献立

糖質合計 11.9g
たんぱく質合計 26.1g

バンバンジーが主菜の中華風献立。
ナスとトマトは糖質高めの野菜ですが、
低糖質な鶏ささみでバランスをとります。

バンバンジー
主菜

しっとりとした蒸し鶏が
レンジで簡単に作れます。

糖質 8.9g
たんぱく質 24.4g

■ 材料(1人分×1食分)

鶏ささみ ……………… 2本(80g)
塩、糖質ゼロ料理酒 ……… 各少々
キュウリ ………………… 2/3本
トマト …………………… 2/3個

A ┃ 長ネギ(みじん切り)
　┃ ……………………… 大さじ1
　┃ 白練リゴマ ………… 大さじ1
　┃ 酢、醤油 ………… 各小さじ2
　┃ ラカントS ………… 小さじ1
　┃ 豆板醬、しょうが(すりおろし)
　┃ …………………… 各少々

■ 作り方

1 キュウリはせん切り、トマトは5㎜幅の半月切りにする。

2 鶏ささみは筋を取り、耐熱皿にのせて塩、酒をふり、ラップをふんわりとかけて電子レンジで2分～2分30秒加熱してラップをしたまま冷ます。

3 器に**1**を盛り、食べやすく裂いた**2**をのせ、混ぜ合わせた**A**をかける。

レンジナスのナムル
副菜 野菜・海藻

作り方 ▶ P.51

糖質 3.0g
たんぱく質 1.7g

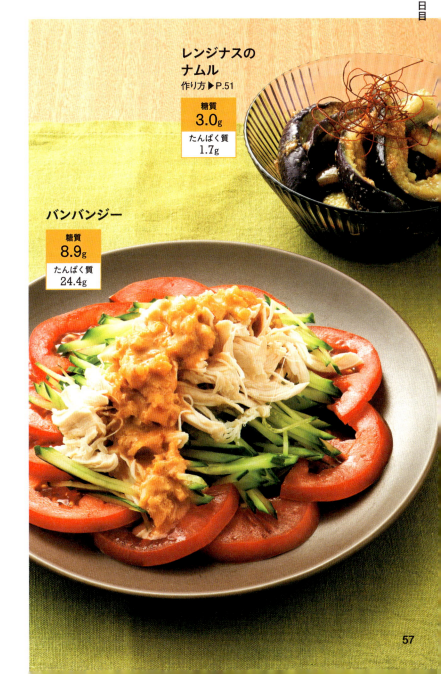

コンビニ商品を活用しよう！

　忙しくて料理を作っている時間がない、お昼はいつも市販のもので済ませている、という人も多いでしょう。でも、自炊できないからといって低糖質食を諦める必要はありません。上手に活用すれば、コンビニやスーパーはダイエットの強い味方になってくれます。

　ポイントは、主食のおにぎりやサンドイッチ、お弁当ではなく、単品のおかずやサラダを組み合わせること。サラダチキンやゆで卵、おでん（練り物製品以外）などはそのまま食べられるので特に手軽です。焼き魚やみそ汁など、温めたりするだけで食べられるものも豊富なので、P.12の摂取品目の目安を参考に、バランスよく栄養素をとるように選びましょう。

必ず商品ラベルをチェック

　市販品は自分で料理を作るときよりも糖質量を想定しづらいもの。そのため、パッケージについている、栄養成分や原材料が記された商品ラベルをチェックし、低糖質の食品を選ぶくせをつけましょう。

● 栄養成分表示例

栄養成分表示（1袋あたり）			
エネルギー(kcal)	162	ナトリウム(g)	1.3
たんぱく質(g)	3.8	食物繊維(g)	1.6
脂質(g)	6.2	食塩相当量(g)	3.5
炭水化物(g)	22.3		

この場合の糖質量は22.3g － 1.6g=**20.7g**！

栄養成分表示では、食品に含まれている糖質量をチェックすることができます。糖質量が表示されていない場合は、炭水化物量をチェック。**炭水化物量－食物繊維量＝糖質量**です。食物繊維量も記載されていない場合は、炭水化物量を糖質の最大量として参考にしましょう。

● 原材料表示例

●名称　総菜盛り合わせ
●原材料名　鶏のから揚げ（鶏肉、卵白、小麦粉、醤油、食塩）、かき揚げ（玉ネギ、ゴボウ、ニンジン、小麦粉、砂糖）、ポテトサラダ（ジャガイモ、ニンジン、マヨネーズ）、香辛料、調味料（アミノ酸）、着色料（カラメル、クチナシ）、乳化剤（レシチン）、保存料（ソルビン酸K）、甘味料（ステビア）

ここでは小麦粉やゴボウ、ジャガイモが高糖質！

原材料表示では、糖質の高い食材が使われていないかをチェックすることができます。使用量の多いものから記載されているので、砂糖、穀類、イモ類や、糖質の高い野菜、調味料が使われていないか、注意して確認しましょう。

低糖質ダイエットおすすめコンビニ商品

OK!

グリーンサラダ
ドレッシングはノンオイルのものを選びましょう。ツナや卵、肉、豆腐ののったサラダはたんぱく質も補給できて◎。

サラダチキン
蒸した鶏むね肉。ダイエット食として人気で、味つきのものもあるので、種類を変えて楽しめます。

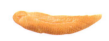
スモークチキン（ささみ）
ささみの燻製。低糖質、低カロリー、高たんぱく。サラダチキンだけでは飽きる、という人も重宝できます。

おでん
牛スジ、卵、大根、こんにゃく、しらたきなどを。ちくわやはんぺんなどの練り物やもち巾着は高糖質です。

もずく
不足しがちな海藻もコンビニ食で摂取できます。砂糖や醤油、みりんなどで味つけされているものは避けて。

みそ汁
豆腐、ワカメなどの入ったみそ汁で、たんぱく質やミネラルを補給すると同時に、体を温めましょう。

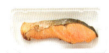
焼き魚
パックの状態で売っている鮭やサバ、サンマなどの焼き魚は温めて食べるだけでたんぱく質を摂取できて便利です。

魚の水煮缶
ツナやサバなどの缶詰。シンプルな水煮を選びましょう。

卵製品
ゆで卵や卵焼き、燻製卵など。卵焼きは砂糖など糖質を多く含む調味料が使われていないかチェック。

NG!

ハムポテトサラダ
サラダでも、ハムやポテト、コーン、クルトンなどが入っていると糖質が高くなってしまいます。

アメリカンドッグ
衣やケチャップが高糖質。レジ横のついつい手が伸びてしまう肉まんやから揚げ、フライドチキンも避けましょう。

はるさめ食品
はるさめスープなどはダイエット食に見えますが、カロリーが低い半面、高糖質です。

コンビニ商品のお昼ごはん組み合わせ例

 ＋ ＋
サラダチキン　　グリーンサラダ　　もずく

 ＋ ＋ ＋
魚の水煮缶　　6Pチーズ　　豆腐グリーンサラダ　　みそ汁

 ＋ ＋ ＋
鮭の塩焼き　　ゆで卵　　海鮮ねばねばサラダ　　無糖プレーンヨーグルト

物足りないときは…

なかなか満足感を得られないときは、同じくコンビニで買える「ふすまパン（ブランロール）（→P.110）」をプラスしてもOK。通常のパンよりも糖質が控えめです。その他、低糖質の米なども売っているので、上手に活用しましょう（→P.110）。

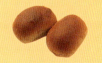

ダイエット中の外食はどうすればいい？

　昼や夜は、外食が避けられないこともあるでしょう。しかし、「お店選び」と「注文の仕方」に気をつけていれば、外食ももちろん楽しめます。

　お店選びでは、「主食を避けられるお店」「粉ものを避けられるお店」「単品メニューを組み合わせられるお店」を選ぶのがポイント。丼ものや、とんかつなど、高糖質のものがメインになるお店は控えてください。定食メニューを注文する場合はごはんは抜いてもらうようにするとよいでしょう。

おすすめメニューを知ろう！

　糖質コントロール中は、メニュー選びが大切。おすすめのメニューを頭に入れておけば、突然外食することになったとしても大丈夫。お店選びにも困りません。

OK!
- 洋食
- 定食
- 鍋
- 焼肉
- ステーキ　など

NG!
- すし
- とんかつ
- 中国料理
- お好み焼き
- ラーメン、そば、うどん　など

主食を避けられることがポイント。また、和食よりも洋食のほうが、砂糖やみりんなどの糖質を多く含む調味料を使うことが少ないのでおすすめ。焼肉やステーキもOKです。鍋は野菜とたんぱく質を同時にとれ、体も温まります。バランスよくおかずが食べられる定食もおすすめですが、ごはんは抜いてもらいましょう。

米や麺など、炭水化物ありきのすし、ラーメン、そば、うどんなどはNG。とんかつや天ぷらは衣が高糖質です。お好み焼きやたこ焼き、ピザなどの粉ものも、小麦粉が高糖質のため控えましょう。中国料理は、ギョウザや春巻き、点心の皮、酢豚などのとろみに小麦粉や片栗粉が含まれるので注意が必要です。

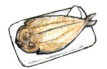 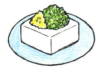

お店別　外食のコツ

ファミレス・カフェ

セットメニューは主食を断って注文しましょう。**単品メニューで肉や魚料理、サラダバーなどを利用するのがおすすめ**。単品メニューでもつけ合わせにポテトやコーンなどがあるようであれば、あらかじめ抜いてもらいましょう。ハンバーグはパン粉などが使われていないもので、糖質のあるソースより塩やこしょうで味つけしているものを。

- ○ サラダバー
- ○ ステーキ
- × デミグラスハンバーグ
- × パスタ

定食店・食堂

ごはんは抜きと注文時に伝えましょう。焼き魚や刺し身、しょうが焼きなどがおすすめ。**塩や醤油などでシンプルに味つけされたメニューを選びます**。小麦粉やパン粉が使われた、から揚げや揚げ物の定食は衣が高糖質なので控えましょう。ごはんを抜いた分物足りなければ、ホウレン草のおひたしや豆腐、卵焼きなどの小鉢を追加すれば満足感UP！

- ○ サバの塩焼き
- ○ しょうが焼き
- ○ 卵焼き(砂糖なし)
- × から揚げ

イタリア料理店

高糖質な米や小麦粉を多くとってしまうことになるピザやパスタ、リゾットは控えますが、前菜のサラダやカルパッチョ、メインの肉や魚料理は食べられます。トマトは糖質がやや高いので、食べすぎには注意。ワインは白よりも赤の辛口がおすすめです。**コースではなく、単品で注文するようにしましょう**。

- ○ 生ハムのサラダ
- ○ 牛肉のカルパッチョ
- ○ アクアパッツァ
- × ピザ、パスタ、リゾット

焼肉店

ダイエットの敵と思われがちな焼肉も、たんぱく質をとれるので、ライザップではOK。ただし、**甘辛い焼肉のタレは高糖質なので、塩でシンプルに食べましょう**。焼き野菜は、カボチャやニンジンなど高糖質なものには気をつけて。キムチは少量であれば大丈夫ですが、クッパや冷麺はNG。小麦粉を使うチヂミは避けましょう。

- ○ 肉全般(塩やレモンで)
- ○ サラダ
- × 冷麺
- × チヂミ

居酒屋さんでのコツはP.100へ！

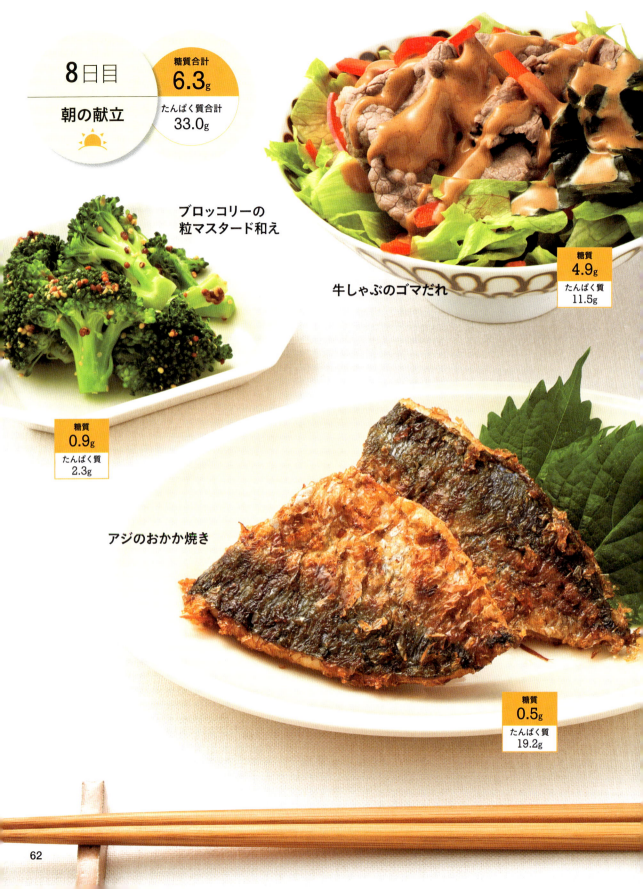

かつお節をまぶして焼いたアジが
メインの和風の献立。
サラダには牛肉をのせて、
1日のエネルギーをしっかり摂取。

主菜

アジのおかか焼き

パン粉の代わりにかつお節をまぶして
糖質カット＆たんぱく質UP！

■ 材料（1人分×2食分）

マアジ ……… 2尾（正味150〜160g）
塩、こしょう ……………… 各少々
かつお節 …………… 2パック（6g）
ゴマ油 ……………………… 小さじ2
青じそ ………………………… 4枚
醤油 ………………………… 適宜

■ 作り方

1 アジは3枚におろして塩、こしょうをふる。全体にかつお節をまぶす。

2 フライパンにゴマ油を熱し、アジを並べる。焼き色がついたら裏返して同様に焼く。器に盛り、青じそを添えて、好みで醤油をかける。

半量は
つくりおき
▶P.74

副菜 たんぱく質

牛しゃぶのゴマだれ

たんぱく質豊富な牛肉と野菜を同時に
とれる満足の一品に仕上がりました。

■ 材料（1人分×1食分）

牛もも肉（しゃぶしゃぶ用）… 50g
レタス ……………………… 50g
パプリカ（赤） ……………… ¼個
カットワカメ（乾燥） ………… 1g
A ┌ 白練りゴマ ……… 大さじ½
　├ ラカントS ………… 小さじ1
　├ 醤油 ……………… 小さじ1
　├ 酢 ………………… 小さじ1
　└ 水 ………………… 適量

■ 作り方

1 レタスはザク切りにする。カットワカメは水で戻してしっかり水気を絞る。パプリカはせん切りにする。Aは水以外を混ぜて、かたいようなら水を加えてなめらかになるまで混ぜる。

2 塩少々（分量外）を加えた熱湯で牛肉をサッとゆで、ザルにあげて湯をきり、そのまま粗熱をとる。

3 野菜、**2**を器に盛り、合わせた**A**をまわしかける。

副菜 野菜・海藻

ブロッコリーの
粒マスタード和え

食べごたえのあるブロッコリーを
常備菜として添えれば、満足感UP。

■ 材料（1人分×6食分）

ブロッコリー ……………… 360g
塩、こしょう …………… 各少々
粒マスタード …………… 大さじ1
オリーブオイル ………… 大さじ½

■ 作り方

1 ブロッコリーは小房に分け、かためにゆでてしっかり水気をきる。

2 塩、こしょうをふって、粒マスタード、オリーブオイルと和える。

3日分の常備菜

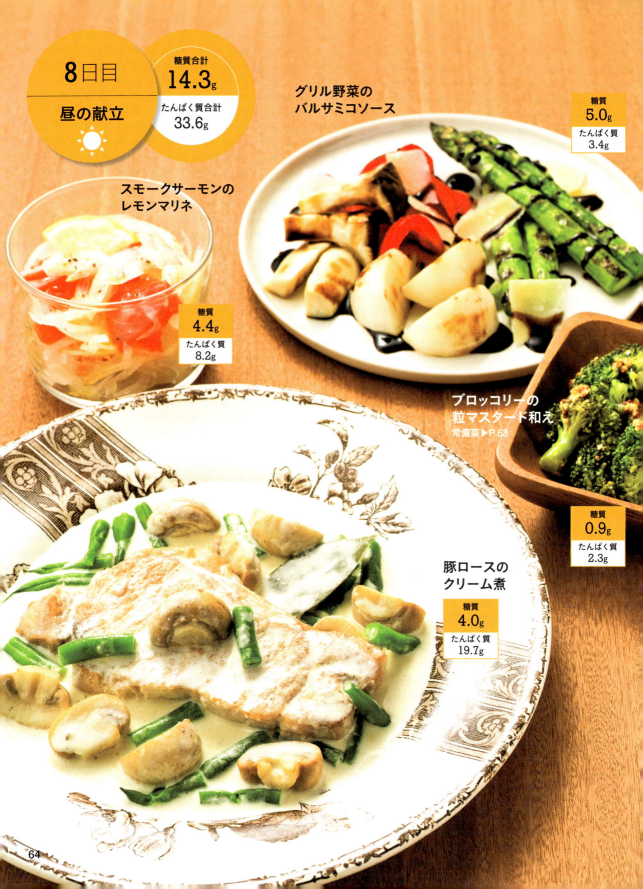

8日目 昼の献立

糖質合計 **14.3**g
たんぱく質合計 **33.6**g

グリル野菜のバルサミコソース
糖質 **5.0**g
たんぱく質 **3.4**g

スモークサーモンのレモンマリネ
糖質 **4.4**g
たんぱく質 **8.2**g

ブロッコリーの粒マスタード和え
常備菜 ▶P.68
糖質 **0.9**g
たんぱく質 **2.3**g

豚ロースのクリーム煮
糖質 **4.0**g
たんぱく質 **19.7**g

ビタミンB₁が豊富な豚ロースを、やわらかなクリーム煮に。
サーモンのレモンマリネを副菜にして彩りを添えました。

豚ロースのクリーム煮

しっとりとやわらかい豚ロースの、コクのあるクリーム煮です。

■ 材料（1人分×1食分）
豚ロース肉（とんかつ用） ………………………… 80g
塩、こしょう …………… 各適量
サヤインゲン ……………… 5本
マッシュルーム …………… 5個
にんにく …………………… ½片
オリーブオイル ………… 小さじ1
白ワイン ………………… 大さじ1
ローリエ …………………… 1枚
水 ………………………… ¼カップ
生クリーム ……………… ¼カップ
粉チーズ ………………… 大さじ½

■ 作り方

1 豚肉は筋を切り、塩、こしょうをふる。サヤインゲンは3㎝長さに切る。マッシュルームとにんにくは縦に半分に切る。

2 フライパンにオリーブオイル、にんにくを入れて火にかける。香りが立ったら豚肉を並べて焼く。

3 肉にこんがりと焼き色がついたら裏返し、同様に焼く。途中あいているところにサヤインゲン、マッシュルームを加えて炒める。

4 一度火を止め、白ワインをまわし入れ、余熱でアルコールをとばす。

5 再び火にかけ、ローリエ、水を加え、ふたをして2分ほど煮る。

6 生クリーム、粉チーズを加えてひと煮立ちしたら、塩、こしょうで調味する。

スモークサーモンのレモンマリネ

サーモンと玉ネギ、レモンの彩りが綺麗でおしゃれな一品です。

■ 材料（1人分×2食分）
スモークサーモン …………… 5枚
玉ネギ ……………………… ½個
レモン ……………………… ½個
オリーブオイル ……………… 少々
粗挽き黒こしょう …………… 少々
塩 …………………………… 少々

■ 作り方

1 玉ネギは薄切りにして水にさらす。スモークサーモンは3㎝幅に切る。レモンは2枚を薄切りにしてから、いちょう切りにする。残りは大さじ1分を絞って取り分ける。

2 ボウルにすべての材料を合わせてサッと和える。

半量は
つくりおき
▶P.75

副菜
野菜・海藻
**ブロッコリーの
粒マスタード和え**
常備菜 ▶P.63

グリル野菜のバルサミコソース

こんがりと焼いた野菜に、まろやかな酸味が加わります。

■ 材料（1人分×2食分）
グリーンアスパラガス ……… 4本
カブ ………………………… 1個
パプリカ（赤） ……………… ½個
エリンギ …………………… 1本
オリーブオイル ……………… 少々
塩 …………………………… 少々
A ┌ バルサミコ酢 ……… 大さじ4
　└ ラカントS ………… 小さじ1
パルメザンチーズ …………… 少々

■ 作り方

1 フライパンにAを入れてとろみがつくまで煮詰める。

2 アスパラガスは根元とはかまを落として2等分に切る。カブは少し茎を残してくし形に切る。パプリカは乱切りにする。エリンギは長さを半分にして、4等分に切る。

3 グリルパン（なければフライパン）にオリーブオイルを熱し、**2**を並べて塩をふってこんがりと焼く。

4 器に野菜を盛り、薄く削ったパルメザンチーズを添えて、**1**のバルサミコソースをかける。

半量は
つくりおき
▶P.75

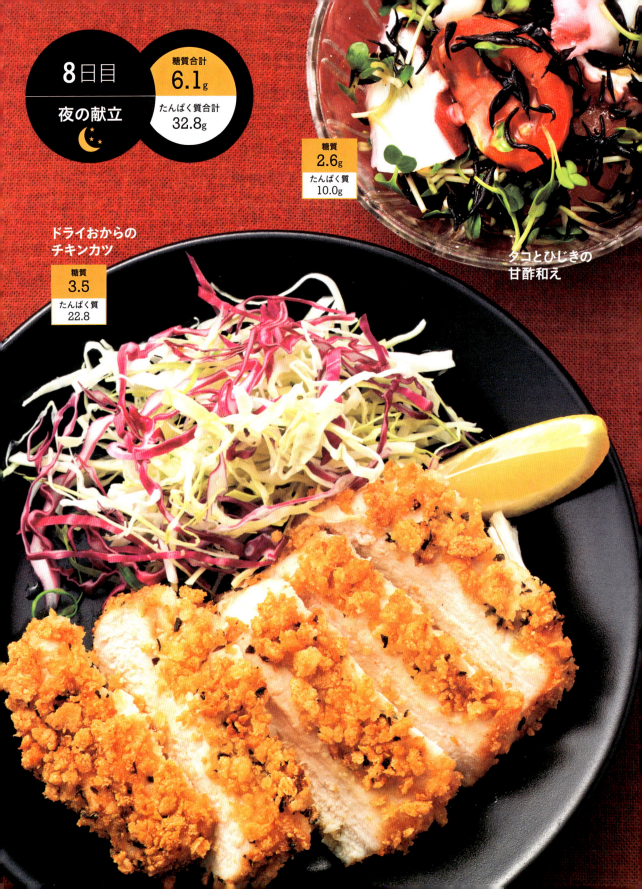

ボリュームのある鶏むね肉を使ったカツが主菜の献立。
衣はドライおからを使うことで、低糖質に仕上がります。

主菜

ドライおからの
チキンカツ

ドライおからで糖質オフ。鶏むね肉は、高栄養の良質なたんぱく質源です。

■ 材料(1人分×1食分＋アレンジ1食分)

鶏むね肉(皮なし) …… 135〜150g
マヨネーズ ……………… 小さじ2
ドライおから(→P.102) …… 適量
オリーブオイル …………… 適量
A［ 塩、こしょう ………… 各少々
　　粉チーズ …………… 小さじ1
　　乾燥バジル ………… 小さじ½
　　にんにく(すりおろし)
　　　　　　　………… 小さじ½ ］
キャベツ、紫キャベツ(せん切り)
　　　　　　　……………… 各適量
レモン(くし切り) ………… 適量

■ 作り方

1 鶏むね肉は、厚い部分を観音開きにしてAをもみ込む。マヨネーズも加えてもみ込んだら、ドライおからを押さえるようにして全体にまぶす。

2 フライパンに1cmほどオリーブオイルを入れて熱し、**1**を焼くように揚げる。⅔量をそぎ切りにして、残りは翌日用に取り分ける。

3 **2**を器に盛り、キャベツ、紫キャベツ、レモンを添える。

> 1/3量は
> つくりおきアレンジ

アレンジ！

翌朝のための簡単アレンジ

チキンの
オニオンドレッシング

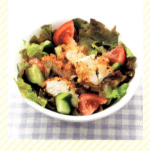

材料(1人分×1食分)

「ドライおからのチキンカツ」 ⅓量
サニーレタス ……………… 60g
トマト ……………………… ⅙個
キュウリ …………………… ½本
A［ 酢 ………………… 小さじ1
　　オリーブオイル …… 大さじ½
　　塩 ………………… 小さじ⅙
　　こしょう ……………… 少々
　　玉ネギ(すりおろし)
　　　　　　　………… 小さじ1 ］

作り方

1 サニーレタスは食べやすく切る。キュウリは皮を縞目にむいて、トマトと一緒に乱切りにする。

2 1を器に盛り、ひと口大に切ったチキンカツをのせて、合わせた**A**をまわしかける。

副菜
野菜・海藻

タコとひじきの
甘酢和え

歯ごたえのあるタコは食べごたえ充分。糖質の代謝に働くビタミンB₂も豊富。

■ 材料(1人分×2食分)

ゆでタコ …………………… 80g
芽ひじき(乾燥) …………… 10g
トマト ……………………… ½個
かいわれ大根 ……………… 30g
A［ 酢 ………………… 大さじ1
　　オリーブオイル …… 大さじ1
　　醤油 ………………… 小さじ⅔
　　塩 …………………… 少々
　　ラカントS ……… ふたつまみ ］

■ 作り方

1 ゆでタコは薄切りにする。トマトは乱切りにする。かいわれ大根は、根を落として2cm長さに切る。

2 芽ひじきはぬるま湯で戻して、サッとゆでてザルにあげ、水気をきる。熱いうちに**A**とタコを加えて和える。

3 粗熱がとれたら、かいわれ大根、トマトを加えてさっくり和える。

> 半量は
> つくりおき
> ▶P.72

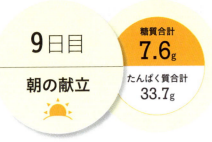

9日目 朝の献立

糖質合計 **7.6**g
たんぱく質合計 **33.7**g

チキンのオニオンドレッシング
▶P.67 アレンジ

糖質 **3.6**g
たんぱく質 **11.1**g

ブロッコリーの粒マスタード和え
常備菜 ▶P.63

糖質 **0.9**g
たんぱく質 **2.3**g

鮭のグラタン

糖質 **3.1**g
たんぱく質 **20.3**g

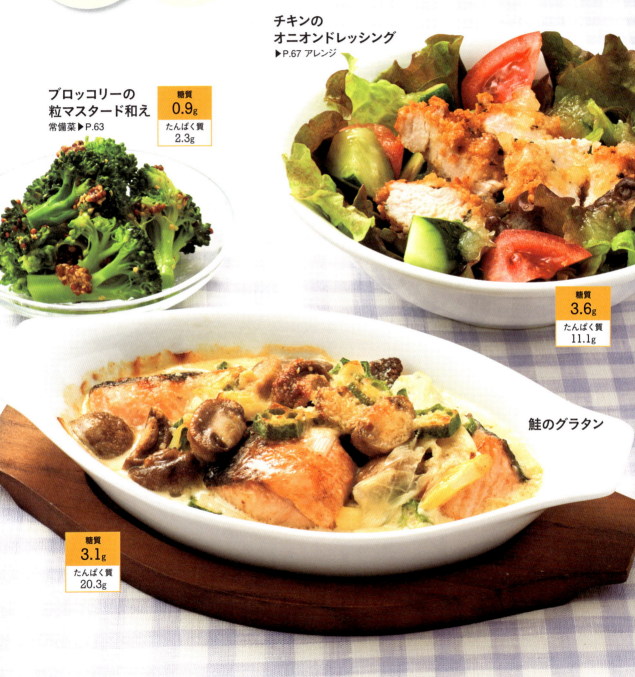

大きな鮭の入ったグラタンをメインのおかずに。
昨夜のチキンカツを加えたサラダを添えて、
食べごたえ抜群の献立です。

主菜

鮭のグラタン

鮭を大きめに切って食べごたえUP。
オクラがとろみづけになります。

 副菜 たんぱく質
**チキンの
オニオンドレッシング**
▶P.67 アレンジ

 副菜 野菜・海藻
**ブロッコリーの
粒マスタード和え**
常備菜 ▶P.63

■ 材料(1人分×2食分)

生鮭	2切れ(1切れ70〜80g)
マッシュルーム	6〜8個
長ネギ	¼本
オクラ	4本
白ワイン	大さじ3
バター(無塩)	10g
生クリーム	100㎖
塩	小さじ¼
こしょう	少々
粉チーズ	大さじ1

■ 作り方

1 鮭は4等分のそぎ切りにする。マッシュルームは縦半分にする。長ネギは5㎜幅の斜め切りにする。オクラは5㎜幅の輪切りにする。

2 フライパンにバターを溶かし、鮭を並べる。弱めの中火で焼き色がつくまで焼き、裏返して1〜2分焼く。

3 2を取り出し、マッシュルーム、長ネギを加えて1分ほど炒める。一度火を止め、白ワインをまわし入れ、フライパンをふりながらアルコールをとばす。

4 再び火にかけ、煮立ったらオクラ、生クリーム、塩、こしょうを加えて全体を混ぜ合わせ、1分煮る。

5 耐熱皿に等分に入れ、粉チーズをふる。オーブントースターで、表面に薄く焼き色がつくまで5分ほど焼く。

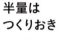
**半量は
つくりおき**
▶P.80
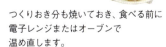

つくりおき分も焼いておき、食べる前に電子レンジまたはオーブンで温め直します。

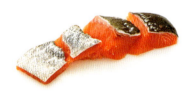

Point

鮭は4等分のそぎ切りにします。皮が切りにくいので、刃を寝かせて切るのがコツです。

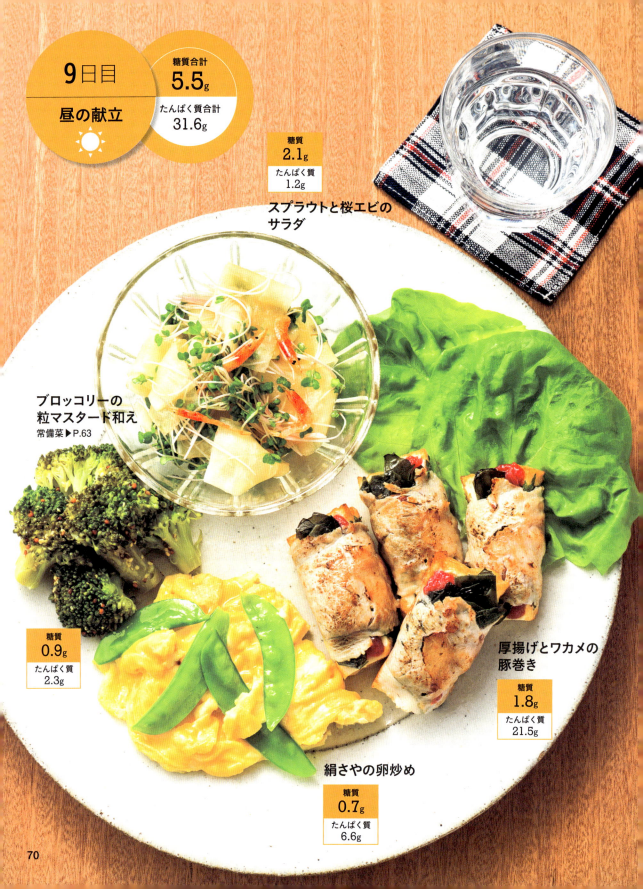

9日目 昼の献立

糖質合計 **5.5**g
たんぱく質合計 **31.6**g

スプラウトと桜エビのサラダ
糖質 2.1g
たんぱく質 1.2g

ブロッコリーの粒マスタード和え
常備菜 ▶P.63
糖質 0.9g
たんぱく質 2.3g

厚揚げとワカメの豚巻き
糖質 1.8g
たんぱく質 21.5g

絹さやの卵炒め
糖質 0.7g
たんぱく質 6.6g

食材の工夫でおいしさとボリュームをUP。
サラダに使った桜エビは、
冷凍保存もできる手軽なたんぱく質源です。

主菜

厚揚げとワカメの豚巻き

ワカメで食物繊維を補完！
厚揚げの肉巻きは満足感あり！

■ 材料(1人分×1食分)
豚ロース肉(しゃぶしゃぶ用)
　　　　　　　　　　　　4枚(60g)
厚揚げ …………… 約⅓丁(80g)
ワカメ(乾燥) ………………… 3g
青じそ ……………………… 4枚
梅干し ……………………… 1個
塩、こしょう ………… 各少々
ゴマ油 …………………… 小さじ1
サラダ菜 ………………… 適量

■ 作り方
1 厚揚げは4等分の棒状に切る。ワカメは水で戻してしっかり水気を絞る。梅干しは種を取って包丁で叩く。

2 豚肉を広げて塩、こしょうをふり、厚揚げ、ワカメ、青じそ、梅干しをのせて巻く。

3 フライパンにゴマ油を熱し、**2**を転がしながら焼く。器に盛りサラダ菜を添える。

副菜 たんぱく質

絹さやの卵炒め

マヨネーズ入りでふわふわの卵に
絹さやの食感をプラス。

■ 材料(1人分×2食分)
絹さや ……………………… 10枚
卵 …………………………… 2個
オリーブオイル ………… 小さじ1
A [水 ……………………… 小さじ1
　　塩 ……………………… 少々
B [マヨネーズ ………… 小さじ1
　　塩 ……………………… 少々

■ 作り方
1 絹さやは筋を取る。卵は割りほぐして**B**を混ぜる。

2 フライパンにオリーブオイルを熱し、絹さやを炒める。**A**を加えて色鮮やかになったら、**1**の卵液を加えて大きく混ぜるように炒め合わせる。

半量は
つくりおき
▶P.81

副菜 野菜・海藻

スプラウトと桜エビのサラダ

栄養価の高いスプラウトに、
たんぱく質源の桜エビを合わせて。

■ 材料(1人分×2食分)
ブロッコリースプラウト
　　　　　　　　　　1パック(30g)
大根 ……………………… 100g
桜エビ ………………… 大さじ½
A [醤油 ………………… 小さじ1
　　酢 …………………… 小さじ2
　　ゴマ油 ……………… 小さじ1
　　ラカントS ………… 小さじ¼

■ 作り方
1 ブロッコリースプラウトは根元を落としておく。大根はピーラーでむく。**A**は合わせておく。

2 すべての材料を合わせてさっくりと和える。

半量は
つくりおき
▶P.81

副菜 野菜・海藻 **ブロッコリーの粒マスタード和え**
常備菜▶P.63

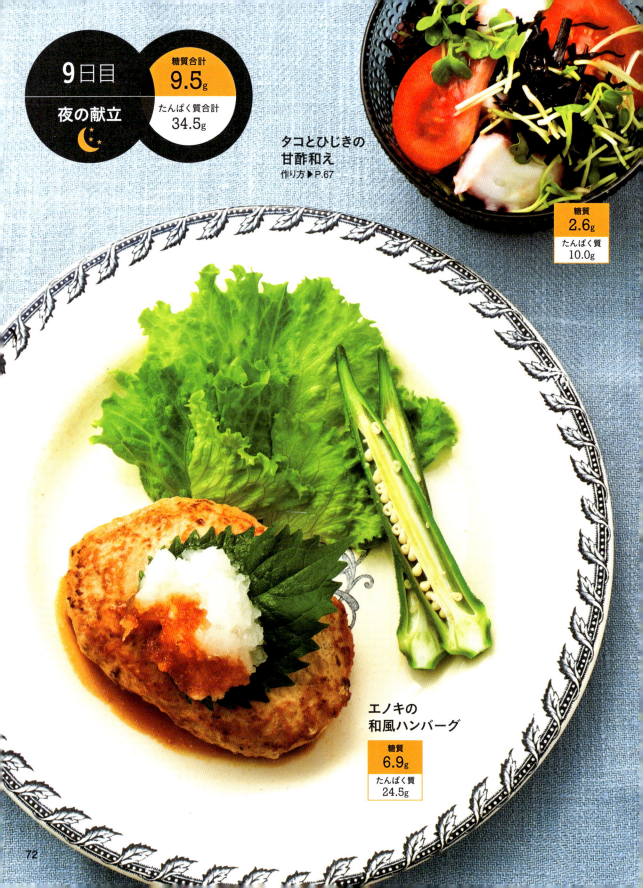

9日目　夜の献立

糖質合計 9.5g
たんぱく質合計 34.5g

タコとひじきの甘酢和え
作り方 ▶P.67

糖質 2.6g
たんぱく質 10.0g

エノキの和風ハンバーグ

糖質 6.9g
たんぱく質 24.5g

ダイエット中でも、しっかりお肉を使った
ハンバーグが食べられます。
つくりおきの副菜で食物繊維をしっかり補給。

Advice
エノキで低糖質なハンバーグ

肉はたんぱく質摂取のためにしっかりとりたい食材ですが、ハンバーグの場合、パン粉を使うため糖質が増えてしまいます。代わりに小さく切ったエノキを使うことで、やわらかな食感のまま糖質をオフしましょう。ハンバーグのタネは、1/3量取り分けてつみれ状にしておけば、翌朝のスープの具として使えます。

主菜

エノキの和風ハンバーグ

パン粉をエノキ茸で代用。冷めてもかたくなりにくいのでお弁当にも。

■ 材料（1人分×1食分＋アレンジ1食分）

豚挽き肉	50g
鶏挽き肉	90g
エノキ茸	90g
塩、こしょう	各少々
卵	1/2個
長ネギ	5cm
ゴマ油	小さじ1
水	大さじ1
A 醤油	大さじ1
ラカントS	大さじ1
糖質ゼロ料理酒	大さじ1
水	小さじ1
青じそ	1枚
大根おろし	3cm分(100g)
リーフレタス	適量
オクラ	1本

1/3量はつくりおきアレンジ

■ 作り方

1 エノキ茸は1cm長さに切る。長ネギはみじん切りにする。ボウルに、挽き肉、エノキ茸、長ネギ、塩、こしょう、卵を加えてよく混ぜる。1/3量は取り分けてひと口大のつみれ状に丸める。残りは楕円に成形する。

2 フライパンにゴマ油を熱し、**1**を並べて焼き色をつける。裏返して、水を加えてふたをし、5分蒸し焼きにする。楕円形のハンバーグは取り出し、つみれ状のハンバーグ（つくね）は翌日用に取り分けておく。

3 フライパンの余分な脂をふき、**A**を加えて煮立てる。

4 器にハンバーグを盛り、青じそ、大根おろしをのせて、**3**をかける。リーフレタス、塩ゆでして縦半分に切ったオクラを添える。

アレンジ！

翌朝のための簡単アレンジ

つくねの和風スープ

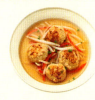

材料（1人分×1食分）

つくね（「エノキの和風ハンバーグ」より）	1/3量
もやし	30g
パプリカ（赤）	10g
鶏がらだし	150ml
塩、こしょう	各少々
醤油	小さじ1/2
あさつき	1/6本(1g)

作り方

1 パプリカはせん切りにする。あさつきは小口切りにする。

2 鍋に鶏がらだしとつくねを加えて煮立てる。

3 もやし、パプリカを加えて塩、こしょう、醤油で調味する。器に盛り、あさつきをふる。

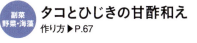

副菜 野菜・海藻

タコとひじきの甘酢和え

作り方 ▶ P.67

10日目
朝の献立

糖質合計 **4.9**g
たんぱく質合計 **35.0**g

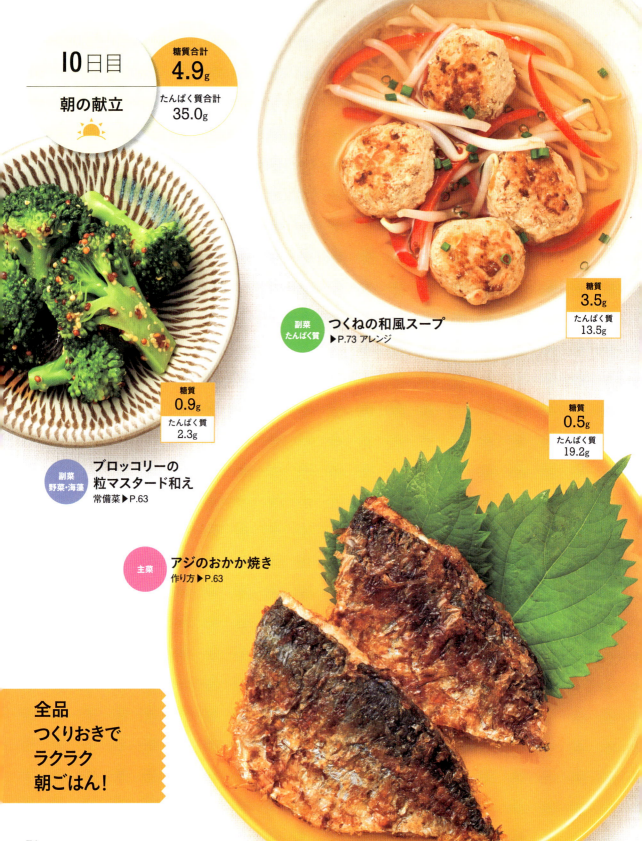

副菜 たんぱく質 つくねの和風スープ
▶P.73 アレンジ
糖質 **3.5**g
たんぱく質 **13.5**g

副菜 野菜・海藻 ブロッコリーの粒マスタード和え
常備菜 ▶P.63
糖質 **0.9**g
たんぱく質 **2.3**g

主菜 アジのおかか焼き
作り方 ▶P.63
糖質 **0.5**g
たんぱく質 **19.2**g

全品つくりおきでラクラク朝ごはん！

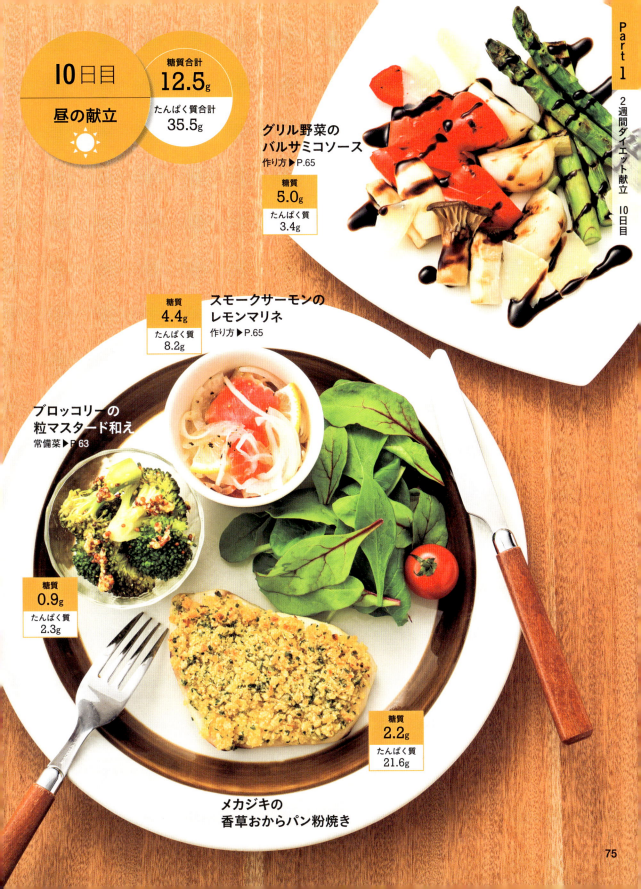

10日目 昼の献立

糖質合計 **12.5**g
たんぱく質合計 **35.5**g

グリル野菜のバルサミコソース
作り方 ▶P.65
糖質 **5.0**g
たんぱく質 **3.4**g

スモークサーモンのレモンマリネ
作り方 ▶P.65
糖質 **4.4**g
たんぱく質 **8.2**g

ブロッコリーの粒マスタード和え
常備菜 ▶P.63
糖質 **0.9**g
たんぱく質 **2.3**g

メカジキの香草おからパン粉焼き
糖質 **2.2**g
たんぱく質 **21.6**g

Part 1 2週間ダイエット献立 10日目

10日目　昼の献立

4品中3品がつくりおき。
メカジキに使うおからパン粉は、
ストック分をアレンジして。

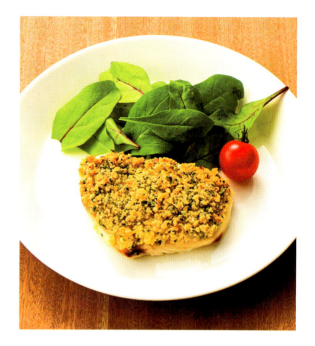

主菜

メカジキの香草おからパン粉焼き

高たんぱくで低脂肪なメカジキを、香草をきかせたおからパン粉で風味よく。

■ 材料(1人分×1食分)

メカジキ ……… 1切れ(90〜100g)
塩、こしょう ………………… 各少々
A[
　ドライおから(→P.102)
　　………………………… 大さじ2
　オリーブオイル …… 大さじ1
　粉チーズ ………… 大さじ1
　パセリ(みじん切り)
　　………………………… 大さじ½
　にんにく(みじん切り)
　　………………………… ½片分
]
ベビーリーフ ………………… 20g
ミニトマト …………………… 1個

■ 作り方

1 メカジキは、薄くオリーブオイル(分量外)をぬったアルミホイルにのせて、塩、こしょうをふる。

2 合わせたAをのせてオーブントースターで10〜15分焼く。

3 器に盛り、ベビーリーフ、ミニトマトを添える。

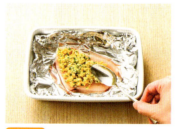

Point
ドライおからに粉チーズやパセリを加えることで、アレンジのきいた香草おからパン粉に。冷凍ストックのドライおからを必要な分量だけ自然解凍して、残りのAの材料と混ぜましょう。

 副菜 たんぱく質
スモークサーモンのレモンマリネ
作り方▶P.65

 副菜 野菜・海藻
グリル野菜のバルサミコソース
作り方▶P.65

 副菜 野菜・海藻
ブロッコリーの粒マスタード和え
常備菜▶P.63

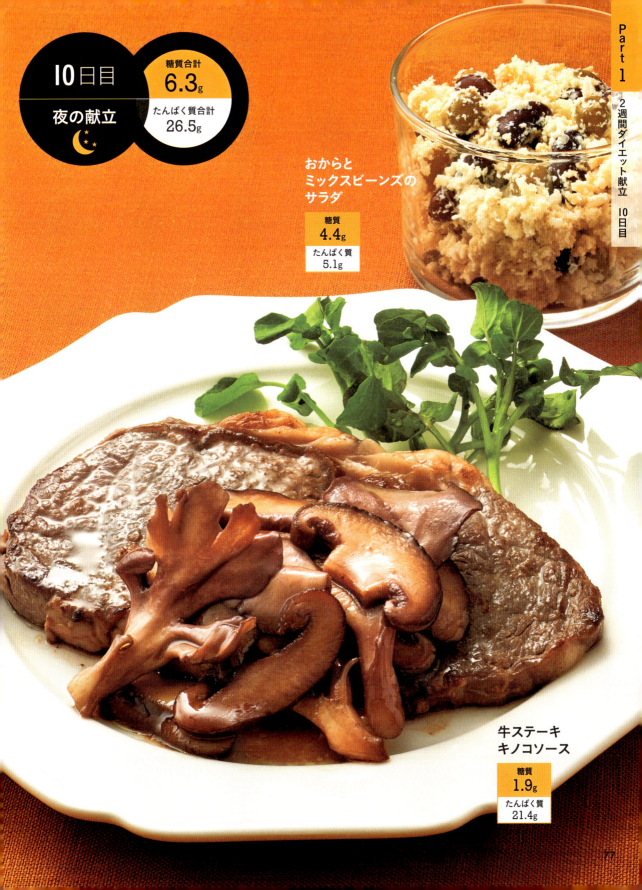

10日目 夜の献立

糖質合計 6.3g
たんぱく質合計 26.5g

おからとミックスビーンズのサラダ
糖質 4.4g
たんぱく質 5.1g

牛ステーキ キノコソース
糖質 1.9g
たんぱく質 21.4g

Part 1 2週間ダイエット献立 10日目

10日目 夜の献立

豪華な牛ステーキの献立。
副菜に使ったミックスビーンズは、
1回分パックなどで手軽に買えるたんぱく質食材です。

主菜

牛ステーキキノコソース

食べごたえ抜群のステーキ肉！
うまみたっぷりのソースと合わせます。

■ **材料（1人分×1食分＋アレンジ1食分）**

牛ステーキ肉（赤身肉）	150g
塩	小さじ¼
粗挽き黒こしょう	少々
マイタケ	40g
シイタケ	3枚
オリーブオイル	大さじ½
A ┌ 赤ワイン	大さじ2
┃ 醤油	大さじ½
└ 塩、こしょう	各少々
クレソン	15g

■ **作り方**

1 牛肉に塩、粗挽き黒こしょうをふる。マイタケはほぐし、シイタケは縦に薄切りにする。クレソンは1枝ずつに分ける。

2 フライパンにオリーブオイルを強めの中火で熱し、牛肉を入れて1分焼く。裏返して同様に1分焼き、⅔量を器に盛る。残りは翌日用に取り分けておく。

3 同じフライパンに、マイタケ、シイタケを入れて炒める。**A**を加え、しんなりするまで1〜2分煮る。

4 2の上に**3**を⅔量かけ、クレソンを添える。

> 1/3量は
> つくりおきアレンジ

アレンジ！

翌朝のための簡単アレンジ

牛ステーキの
クレソンサラダ仕立て

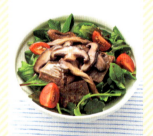

材料（1人分×1食分）

「牛ステーキキノコソース」	⅓量
ベビーリーフ	20g
クレソン	10g
ミニトマト	1個
オリーブオイル	小さじ1
塩、こしょう	各少々

作り方

1 クレソンと牛ステーキは食べやすく切る。ミニトマトは4等分にする。

2 ベビーリーフ、クレソン、ミニトマト、オリーブオイル、塩、こしょうを合わせて和えて器に盛る。

3 牛ステーキをのせ、キノコソースをかける。

副菜 たんぱく質

おからとミックスビーンズのサラダ

おからをしっかり乾炒りするのがおいしく仕上げるコツです。

■ **材料（1人分×2食分）**

生おから	50g
ミックスビーンズ	50g
玉ネギ	⅛個
A ┌ ヨーグルト（無糖）	50g
┃ マヨネーズ	大さじ½
┃ 塩、こしょう	各少々
└ ラカントS	ひとつまみ

■ **作り方**

1 フライパンでおからをサラサラになるまで乾炒りする。玉ネギはみじん切りにして水にさらしてしっかり水気を絞る。

2 ボウルにおから、ミックスビーンズ、玉ネギを合わせて混ぜる。**A**を加えてさっくりと和える。

> 半量は
> つくりおき
> ▶P.83

糖質オフ 10日目!!

忙しくて思うように進められない…
もっと効果を上げたい… そんなときは

サプリメント&プロテインでダイエット効率UP！

外食が続き思うように糖質オフができなかったり、うまく効果が出ない人は、サプリメントやプロテインを活用し、ダイエットの効率を上げましょう。ただし、あくまで食事で不足しがちな栄養素を補って健康保持のために使うものなので、これだけとっていればよいということではありません。バランスのよい生活に補助としてプラスします。

● 目的に合ったサプリメントを飲もう

糖質オフが思うように進められていない
▼
糖質の吸収を抑えるサプリ
ギムネマ、サラシアなどの成分は糖質の吸収を抑える作用が。また、外食が続いて栄養素が偏っている人は、不足した栄養を補給できるサプリメントも活用を。

ダイエットの効果を上げたい
▼
脂肪の燃焼を助けるサプリ
運動前や朝1日の活動をスタートする前に脂肪燃焼を助けるサプリメントを飲むと、運動の効果が上がります。運動後にはアミノ酸をとると筋肉の回復に効果的です。

ダイエットを始めてから便秘になった
▼
腸内環境を整えるサプリ
たんぱく質をとる量が増えると便秘になる人もいるので、乳酸菌など整腸作用のあるサプリメントを。特に、運動なしで多くのたんぱく質をとっている人は気をつけましょう。

● プロテインには美容サポート効果も

「プロテイン」とはたんぱく質のこと。サプリメントとしてのプロテインは体内に吸収されやすいようにできていて、運動後などに飲むと筋肉の生成を助けてくれます。引き締まった体をつくるのはもちろん、髪や皮膚はたんぱく質からできているので、プロテインを飲むことは美容にも効果的です。

運動後30分
運動後30分は、体が特にたんぱく質を欲しています。せっかく運動をしても、ここでしっかりたんぱく質を摂取できないと、筋肉がうまくつくられません。このタイミングでプロテインを飲むと、運動効率を上げると同時に、疲労した筋肉を回復させるのにも効果的です。

寝る前&間食として
寝る前にプロテインを飲んでおくと、寝ている間に筋肉が成長するのを助けてくれます。直前すぎると内臓に負担がかかるので、寝る1～2時間前に飲むようにしましょう。忙しくて食事がとれず、たんぱく質が不足している人は、間食として飲んでもOKです。

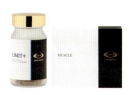

ライザップでも、ボディメイクの目的に合わせて選べるプロテイン「MUSCLE」(写真右)やボディメイク中の糖質コントロールをサポートするサプリメント「LIMIT+」(写真左)を販売中。

11日目 朝の献立

糖質合計 **8.6g**
たんぱく質合計 **32.7g**

昨夜のステーキ肉をカットしてサラダに。常備菜で彩りを追加します。

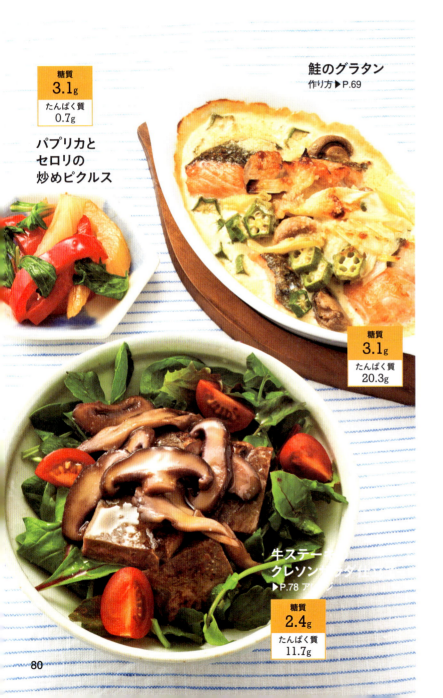

糖質 **3.1g** / たんぱく質 **0.7g**
パプリカとセロリの炒めピクルス

鮭のグラタン
作り方 ▶P.69
糖質 **3.1g** / たんぱく質 **20.3g**

牛ステーキのクレソンサラダ仕立て
▶P.78 アレンジ
糖質 **2.4g** / たんぱく質 **11.7g**

副菜 野菜・海藻

パプリカとセロリの炒めピクルス

炒めているので、ピクルスの酸味が苦手な人もおいしく食べられます。

■ 材料(1人分×6食分)

- セロリ ……………………… 2本
- パプリカ(赤) ……………… 2個
- オリーブオイル ……… 大さじ½
- A
  - 酢 ………………… 大さじ3
  - ラカントS ………… 大さじ2
  - 醤油 ……………… 小さじ½

■ 作り方

1 セロリは筋を取り、茎は斜め切りにして、葉はザク切りにする。パプリカは4等分にして、横に1cm幅に切る。

2 フライパンにオリーブオイルを熱し、セロリの茎、パプリカ、セロリの葉を順に加えて炒める。**A**を加えてサッと炒め合わせる。

3日分の常備菜

● 主菜 **鮭のグラタン**
作り方 ▶P.69

● 副菜 たんぱく質 **牛ステーキのクレソンサラダ仕立て**
▶P.78 アレンジ

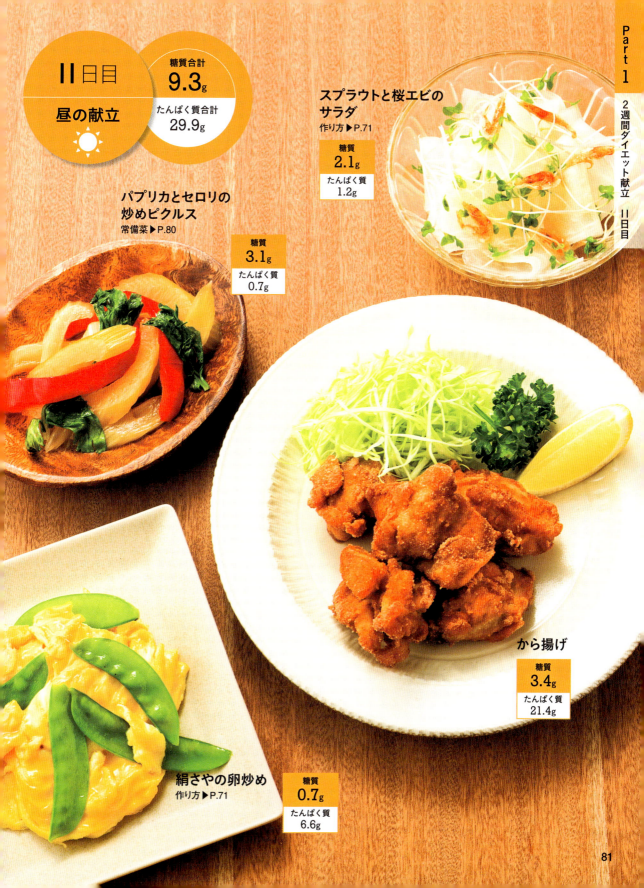

11日目 ☀ 昼の献立

ダイエット中でもから揚げが食べられる、嬉しい献立。つくりおきを活用して、栄養バランスもばっちりです。

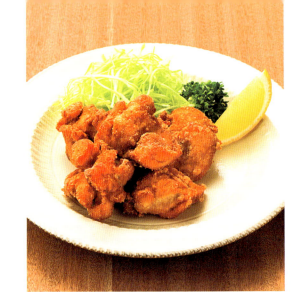

主菜
から揚げ

高糖質なから揚げの衣を高野豆腐で代用して低糖質料理に。

■ 材料（1人分×1食分）

鶏もも肉（皮なし）……… ½枚（100g）
塩、こしょう ……………… 各少々
A ┌ しょうが汁 ………… 小さじ¼
　│ にんにく（すりおろし）
　│ ……………………… 小さじ¼
　│ 豆板醤 ……………… 小さじ¼
　└ 醤油 ………………… 小さじ1
高野豆腐 …………………… ½個
揚げ油 ……………………… 適量
パセリ ……………………… 適量
レモン（くし切り）………… ⅙個分
キャベツ（せん切り）……… 適宜

■ 作り方

1 鶏肉は大きめのひと口大に切り、塩、こしょうをふってから**A**に15分ほどつける。

2 高野豆腐はすりおろしてバットに入れ、**1**を1切れずつ入れてまぶす。

3 150〜160℃の揚げ油に**2**を入れてこんがりと色づくまで5分ほど揚げる。取り出して油をきる。

4 器に盛り、パセリ、レモンを添える。好みでキャベツを添えても。

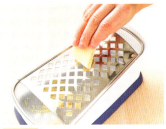

Point
高野豆腐をすりおろして粉末状にすることで、衣になります。衣がNGなのは小麦粉が高糖質なためなので、これで一気に低糖質に。

翌朝のための簡単アレンジ

カツオと紫玉ネギのナッツ和え

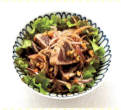

材料（1人分×1食分）
「カツオの洋風たたき」……… ⅓量
紫玉ネギ …………………… ¼個
アーモンド（無塩）………… 2個
A ┌ 醤油 ………………… 小さじ½
　│ オリーブオイル …… 小さじ½
　└ 粗挽き黒こしょう … 少々
サニーレタス ……………… ½枚（10g）

作り方
1 アーモンドは粗く砕く。紫玉ネギは薄切りにして水にさらす。**A**は合わせる。サニーレタスは器に敷く。

2 カツオ、紫玉ネギを合わせ、**A**とアーモンドを加えてさっくりと和える。

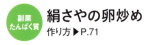
副菜 たんぱく質 絹さやの卵炒め
作り方 ▶ P.71

副菜 野菜・海藻 スプラウトと桜エビのサラダ
作り方 ▶ P.71

副菜 野菜・海藻 パプリカとセロリの炒めピクルス
常備菜 ▶ P.80

11日目 夜の献立

糖質合計 **7.5g**
たんぱく質合計 **29.6g**

高たんぱくなカツオを使った献立。
お手製のタレでいただきます。
満足感の高いおからの副菜を添えて。

副菜 たんぱく質
おからとミックスビーンズのサラダ
作り方 ▶ P.78

主菜
カツオの洋風たたき

> 1/3量はつくりおきアレンジ

オリーブオイルで表面を焼いてタレでいただきます。

■ 材料（1人分×1食分＋アレンジ1食分）

- カツオ（刺し身用 サク）……140g
- 塩、こしょう………………各少々
- オリーブオイル……………大さじ1
- A
  - 青じそ（みじん切り）…2枚分
  - 玉ネギ（みじん切り）……⅛個分（25g）
  - レモン汁……………大さじ½
  - 醤油…………………大さじ½
  - 塩、こしょう………各少々
- サニーレタス………………1枚（20g）

■ 作り方

1 カツオは切らずに塩、こしょうをすり込む。

2 フライパンにオリーブオイルを熱し、皮目を下にして強火で焼く。

3 各面を1分ずつ焼き、冷水にとってペーパータオルで水気をふき、1cm厚さに切る。⅓量は翌日用に取り分けておく。

4 器に並べて、混ぜ合わせたAを⅔量かけ、サニーレタスを食べやすい大きさに切って添える。

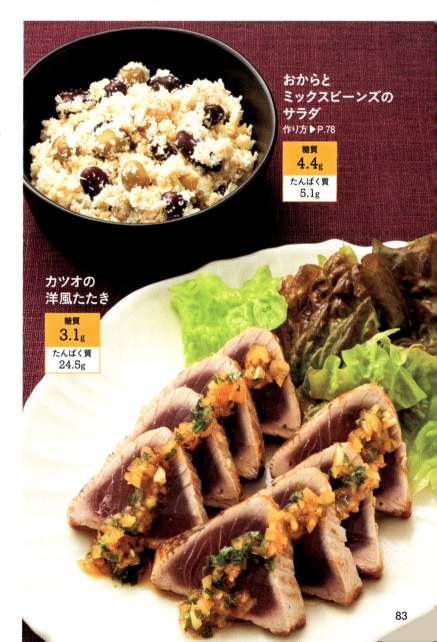

おからとミックスビーンズのサラダ
作り方 ▶ P.78
糖質 **4.4g**
たんぱく質 **5.1g**

カツオの洋風たたき
糖質 **3.1g**
たんぱく質 **24.5g**

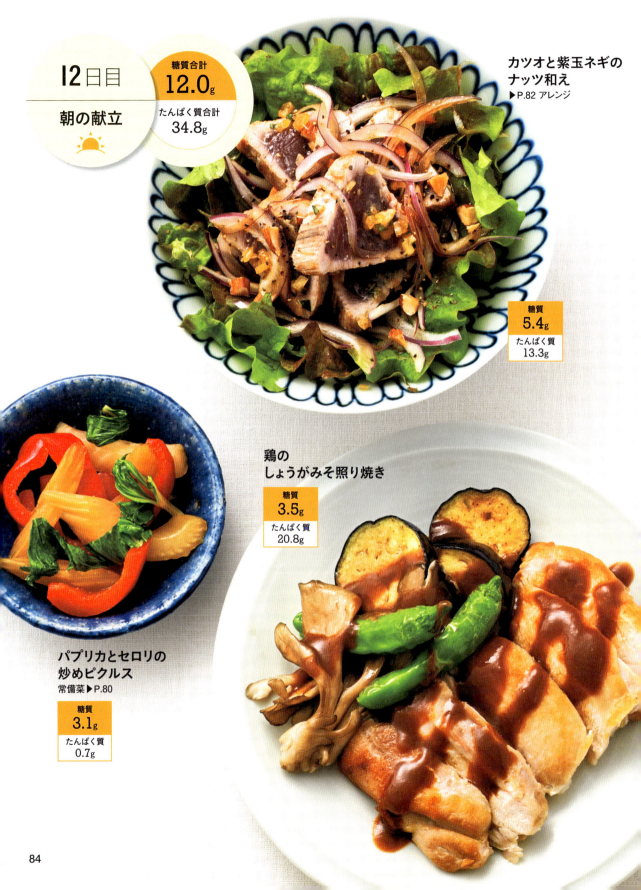

12日目 朝の献立

糖質合計 **12.0**g
たんぱく質合計 **34.8**g

カツオと紫玉ネギのナッツ和え
▶P.82 アレンジ

糖質 **5.4**g
たんぱく質 **13.3**g

鶏のしょうがみそ照り焼き

糖質 **3.5**g
たんぱく質 **20.8**g

パプリカとセロリの炒めピクルス
常備菜 ▶P.80

糖質 **3.1**g
たんぱく質 **0.7**g

しょうがをきかせ、赤みそのタレをかけた
鶏の照り焼きを、メインのおかずに。
前日のカツオをサラダにしました。

 主菜

鶏のしょうがみそ照り焼き

高たんぱくな赤みそはうまみが強く、
食べごたえのある仕上がりに。

■ 材料（1人分×2食分）

鶏もも肉（皮なし）	180g
マイタケ	100g
ししとう	4本
ナス	1本
ゴマ油	大さじ1
塩、こしょう	各少々
水	大さじ1
A 赤みそ	大さじ1
しょうがの絞り汁	大さじ1
糖質ゼロ料理酒	大さじ2
醤油	小さじ½
ラカントS	大さじ½

■ 作り方

1 鶏肉はフォークで数カ所刺して、半分に切る。マイタケは食べやすくほぐす。ししとうは包丁で穴をあけておく。ナスは輪切りにしておく。

2 フライパンにゴマ油の半量を熱し、マイタケ、ししとう、ナスをこんがりと焼いて、塩、こしょうをふって器に盛る。

3 ゴマ油の残りを加えて鶏肉を両面こんがりと焼く。水を加え、ふたをして5分ほど蒸し焼きにする。鶏肉を取り出し、食べやすく切って器に盛る。

4 同じフライパンに**A**を加えてサッと煮立て、野菜と鶏肉にまわしかける。

半量は
つくりおき
▶P.96

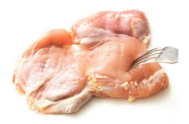

Point
鶏肉は火を入れると縮みやすいので、焼く前にフォークで10カ所くらい刺しておくと、焼き縮み防止になります。

Advice
赤みそで満足感UP！

こんがりと焼いた鶏もも肉と野菜に、うまみの強い赤みそを使ったタレをかけて食べごたえをUPさせます。赤みそはたんぱく質も豊富。調味料を工夫して満足感を上げることは、低糖質食をストレスなく続けていくためのコツです。ただし、食べすぎないよう、分量は守りましょう。

 カツオと紫玉ネギのナッツ和え
▶P.82 アレンジ

 パプリカとセロリの炒めピクルス
常備菜 ▶P.80

Part 1　2週間ダイエット献立　12日目

12日目 昼の献立 ☀

糖質合計 **10.6g**
たんぱく質合計 **32.2g**

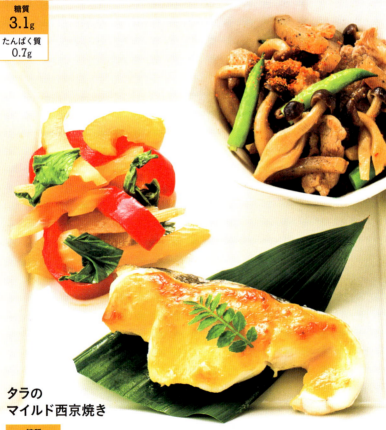

水菜と焼き油揚げのからし和え
糖質 **1.8g**
たんぱく質 **3.2g**

パプリカとセロリの炒めピクルス
常備菜 ▶P.80
糖質 **3.1g**
たんぱく質 **0.7g**

キノコと豚肉のきんぴら
糖質 **2.3g**
たんぱく質 **9.4g**

タラのマイルド西京焼き
糖質 **3.4g**
たんぱく質 **18.9g**

ふわっとやわらかいタラの西京焼き。
冷めてもかたくなりにくいので
お弁当にもおすすめの一品です。

主菜

タラの マイルド西京焼き

マヨネーズを加えたふわっと仕上げ。冷めてもおいしい一品。

■ 材料（1人分×1食分）

生タラ	1切れ（100g）
塩	少々
A ┌ 西京みそ	大さじ½
│ ラカントS	小さじ⅓
│ 醤油	小さじ¼
└ マヨネーズ	大さじ1
木の芽	1枚

■ 作り方

1 タラに塩をふっておく。**A**は合わせておく。

2 オーブントースターでタラを6〜8分焼き、**A**をのせてさらに1〜2分焼いて、木の芽をのせる。

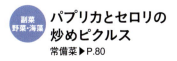
副菜
野菜・海藻
パプリカとセロリの 炒めピクルス
常備菜 ▶P.80

副菜
たんぱく質

キノコと豚肉の きんぴら

甘辛いきんぴらもラカントSを使えば低糖質に仕上がります。

■ 材料（1人分×2食分）

豚肉（こま切れ）	80g
糖質ゼロ料理酒	小さじ½
こんにゃく	100g
シメジ	1パック
サヤインゲン	6本
ゴマ油	大さじ½
A ┌ 醤油	大さじ1
│ ラカントS	大さじ1
└ 糖質ゼロ料理酒	大さじ1
一味唐辛子	少々

■ 作り方

1 豚肉は、食べやすい大きさに切って酒をもみ込んでおく。こんにゃくは、8mmの棒状に切る。シメジは石づきを落としてほぐす。サヤインゲンは4cm長さに切る。

2 フライパンにゴマ油を熱し、豚肉を炒める。肉の色が変わったら、シメジ、こんにゃく、サヤインゲンを加えて炒め合わせる。

3 **A**を加えて炒め煮にして、煮汁がなくなったら一味唐辛子をふる。

半量は
つくりおき
▶P.97

副菜
野菜・海藻

水菜と焼き油揚げの からし和え

焼いた油揚げの香ばしさでうまみがUP！

■ 材料（1人分×2食分）

水菜	100g
油揚げ	1枚
スダチ	1個
A ┌ 醤油	小さじ1
│ だし汁	大さじ1
│ 塩	少々
└ 練りからし	小さじ¼

■ 作り方

1 水菜は3cm長さに切る。油揚げはトースターでこんがりと焼いて、横半分に切ってから1cm幅に切る。すだちは横半分に切る。

2 水菜、油揚げを合わせて、**A**を加えてさっくりと和える。器に盛り、スダチを添える。

半量は
つくりおき
▶P.97

Part 1　2週間ダイエット献立　12日目

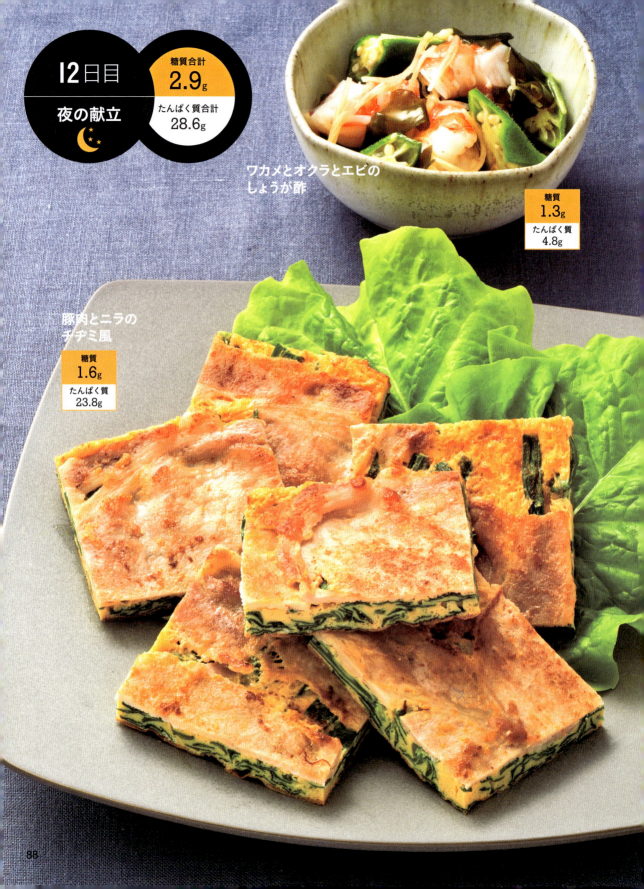

12日目 夜の献立

糖質合計 **2.9g**
たんぱく質合計 **28.6g**

ワカメとオクラとエビのしょうが酢

糖質 **1.3g**
たんぱく質 **4.8g**

豚肉とニラのチヂミ風

糖質 **1.6g**
たんぱく質 **23.8g**

豚肉とニラ入りのチヂミが主菜の献立。
高糖質な片栗粉は使わず、
卵だけで焼き上げました。

Part 1　2週間ダイエット献立　12日目

主菜

豚肉とニラの
チヂミ風

ニラ入りで、本格的なチヂミの味わい。
タレなしで食べられます。

■ 材料（1人分×1食分+アレンジ1食分）

豚ロース肉（薄切り） ………… 80g
ニラ …………………… 1束（100g）
卵 …………………………… 3個
塩 ………………………… 小さじ½
こしょう ……………………… 少々
ゴマ油 ………………… 大さじ1と½
サンチュ …………………… 適量

■ 作り方

1 ニラは4cm長さに切る。豚肉に塩の半量とこしょうをふっておく。

2 卵を溶いて、残りの塩とニラを加えて混ぜる。

3 フライパンにゴマ油を熱し、**2**を流す。表面に豚肉を並べてふたをして蒸し焼きにする。ふたを外して裏返し、豚肉に焼き色をつける。

4 ⅓量は翌日用に取り分け、残りは食べやすく切ってサンチュを添える。

> 1/3量は
> つくりおきアレンジ

アレンジ！

翌朝のための簡単アレンジ

豚チヂミの
サムギョプサル

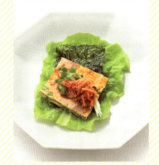

材料（1人分×1食分）
「豚肉とニラのチヂミ風」……⅓量
サンチュ ………………… 3枚
白菜キムチ ……………… 30g
韓国のり ………………… 3枚
かいわれ大根 …………… 10g

作り方
サンチュで、チヂミ、キムチ、のり、かいわれ大根などを好みで巻く。

副菜 野菜・海藻

ワカメとオクラと
エビのしょうが酢

食物繊維豊富なワカメとオクラにたんぱく質源のエビを合わせました。

■ 材料（1人分×2食分）

カットワカメ（乾燥） ………… 5g
オクラ ……………………… 3本
無頭エビ …………………… 2尾
しょうが …………………… 1片
A ┌ だし汁 …………… 大さじ4
　 │ 塩 ……………… 小さじ¼
　 │ 醤油 …………… 小さじ½
　 │ ラカントS ……… 小さじ½
　 │ オリーブオイル …… 小さじ½
　 └ 酢 ……………… 小さじ1

■ 作り方

1 カットワカメは水で戻して、サッとゆでてザルにあげ、水気を絞る。オクラは乱切り、エビは殻をむき、塩ゆでしてそぎ切りにする。しょうがはせん切りにする。

2 ボウルに**A**を合わせて、**1**を加えて和える。

> 半量は
> つくりおき
> ▶P.94

13日目 朝の献立

糖質合計 7.8g
たんぱく質合計 27.1g

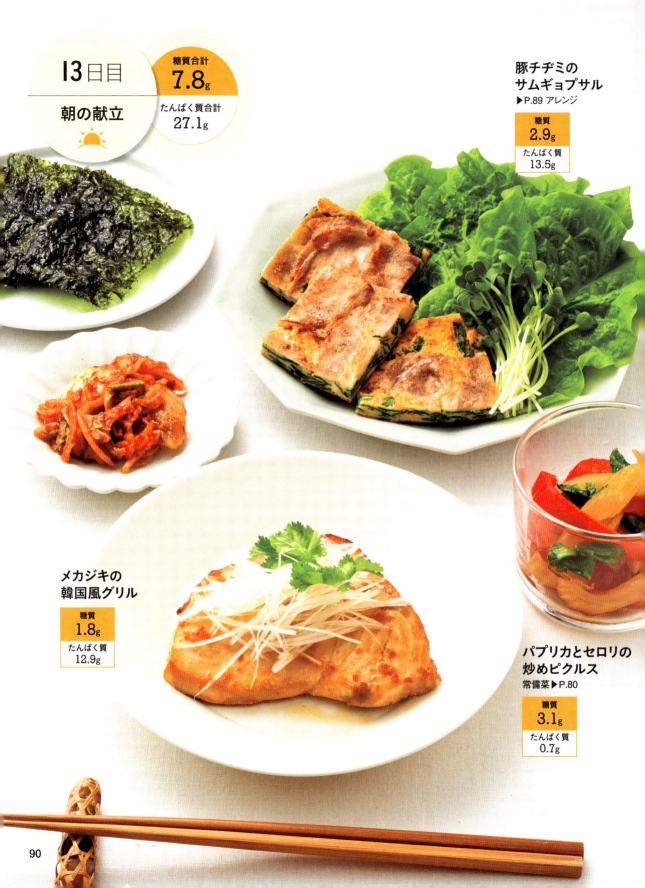

豚チヂミのサムギョプサル
▶P.89 アレンジ
糖質 2.9g
たんぱく質 13.5g

メカジキの韓国風グリル
糖質 1.8g
たんぱく質 12.9g

パプリカとセロリの炒めピクルス
常備菜 ▶P.80
糖質 3.1g
たんぱく質 0.7g

メカジキは調味料の組み合わせで
味のバリエーションを広げます。
昨夜のチヂミをのりやキムチと一緒に巻いて、
サムギョプサルに。

主菜

メカジキの韓国風グリル

味つけしてトースターで焼くだけ。
朝に嬉しい手軽さです。

■ 材料（1人分×1食分＋アレンジ1食分）

メカジキ	100〜120g
長ネギ	5cm
A 醤油	小さじ1
塩	ひとつまみ
糖質ゼロ料理酒	小さじ1/2
豆板醤	小さじ1/4
酢	小さじ1/2
にんにく（すりおろし）	1/2片分
ゴマ油	小さじ1/2
パクチー	少々

■ 作り方

1 バットにAを合わせて、1/3と2/3の大きさに切り分けたメカジキを並べて10分つける。長ネギは白髪ネギ（→P.31）にしておく。

2 アルミホイルに汁気をきったメカジキを並べて、予熱したオーブントースターで5〜8分焼く。

3 1/3の大きさのほうは昼食用に取り分け、残りを器に盛り、白髪ネギとパクチーをのせる。

アレンジ！

1/3量はつくりおきアレンジ

昼食のための簡単アレンジ

メカジキのタイ風オムレツ

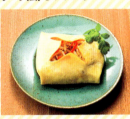

材料（1人分×1食分）

「メカジキの韓国風グリル」	1/3量
もやし	100g
パプリカ（赤）	1/4個
卵	小1個
塩、こしょう	各適量
オリーブオイル	大さじ1/2
A ナンプラー	小さじ1
しょうが（すりおろし）	1/2片分
ラカントS	ひとつまみ
塩、こしょう	各少々
パクチー	少々

作り方

1 パプリカはせん切りにし、メカジキの韓国風グリルは1.5cm角に切る。卵は溶いて塩、こしょうを合わせる。

2 フライパンにオリーブオイルを熱し、パプリカ、もやしを炒めて、Aで調味したら、メカジキを加えて炒め合わせ、器に取り出す。

3 フライパンを綺麗にして、オリーブオイル（分量外）を薄くひいて、1の卵液を加えて薄焼き卵を作る。

4 3の火を止めて、2を中央にのせ、卵を折り返し四角形に包む。裏返して器に盛り、中央に十字の切り込みを入れて開く。パクチーを添える。

 豚チヂミのサムギョプサル
▶P89 アレンジ

 パプリカとセロリの炒めピクルス
常備菜 ▶P.80

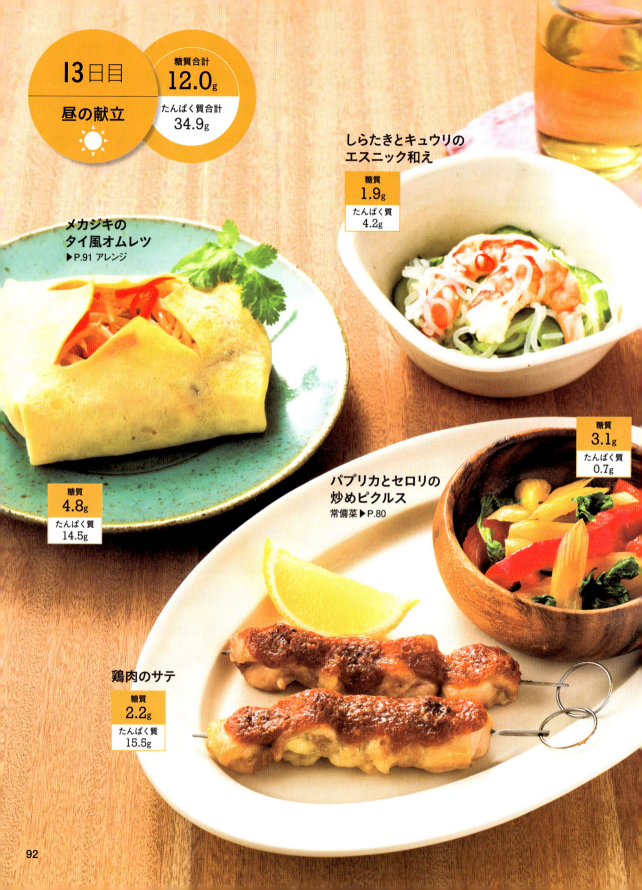

13日目 昼の献立

糖質合計 **12.0g**
たんぱく質合計 **34.9g**

メカジキのタイ風オムレツ
▶P.91 アレンジ

糖質 **4.8g**
たんぱく質 **14.5g**

しらたきとキュウリのエスニック和え

糖質 **1.9g**
たんぱく質 **4.2g**

パプリカとセロリの炒めピクルス
常備菜 ▶P.80

糖質 **3.1g**
たんぱく質 **0.7g**

鶏肉のサテ

糖質 **2.2g**
たんぱく質 **15.5g**

タイ料理風の昼食を。
朝食のメカジキを使ったタイ風オムレツは、
春雨やビーフンを使わずに
たっぷりの野菜で仕上げました。

主菜

鶏肉のサテ

東南アジアの串料理サテ。焦げやすいので2回に分けて焼くのがコツ。

■ 材料(1人分×1食分)

鶏もも肉(皮なし) ……… 70〜80g
塩 ……………………………… 少々
A[
　ピーナッツバター(無糖)
　　…………………… 大さじ½
　ラカントS ………… 小さじ½
　醤油 ……………… 小さじ⅔
　豆板醤 …………… 小さじ⅛
　ゴマ油 …………… 小さじ⅔
　糖質ゼロ料理酒 … 小さじ½
　にんにく(すりおろし)‥少々
]
レモン(くし切り) …………… 適量

■ 作り方

1 鶏肉はひと口大に切って塩をもみ込み、串2本に均等に刺す。

2 予熱したオーブントースターで鶏肉に8割ほど火を入れ、合わせた**A**をぬって焼き色がつくまで再度焼く。

3 器に盛り、レモンを添える。

副菜
野菜・海藻

しらたきとキュウリのエスニック和え

低糖質なしらたきをキュウリ、エビと一緒にピリッと仕上げました。

■ 材料(1人分×2食分)

しらたき ……………………… 100g
無頭エビ ……………………… 2尾
キュウリ ……………………… 小1本
塩 ……………………………… 少々
A[
　ナンプラー ……… 大さじ⅔
　にんにく(みじん切り)
　　………………………… ½片分
　赤唐辛子(小口切り)‥¼本分
　レモン汁 ………… 大さじ½
]

■ 作り方

1 しらたきはひたひたの水と一緒に火にかける。煮立ったらザルにあげて、はさみでザク切りにして、熱いうちに**A**と和える。

2 無頭エビは、殻をむいて塩ゆでして、背から半分に切る。キュウリは縦半分に切ってから斜め薄切りにする。塩をふってしばらくおき、水気を絞る。

3 **1**に**2**を加えてさっくり和える。

半量は
つくりおき
▶P.99

副菜
たんぱく質

**メカジキの
タイ風オムレツ**
▶P.91 アレンジ

副菜
野菜・海藻

**パプリカとセロリの
炒めピクルス**
常備菜 ▶P.80

Advice

しらたきは熱いうちに
調味料と混ぜる

しらたきを火からおろして適当な大きさに切ったら、後回しにせずに、熱いうちに調味料と混ぜておきましょう。しらたきに味が染み込みやすくなります。味が薄いと感じると、必要以上の調味料を足して糖質も上げてしまいがちですが、うまく調理すれば決められた分量でおいしく仕上げることができます。

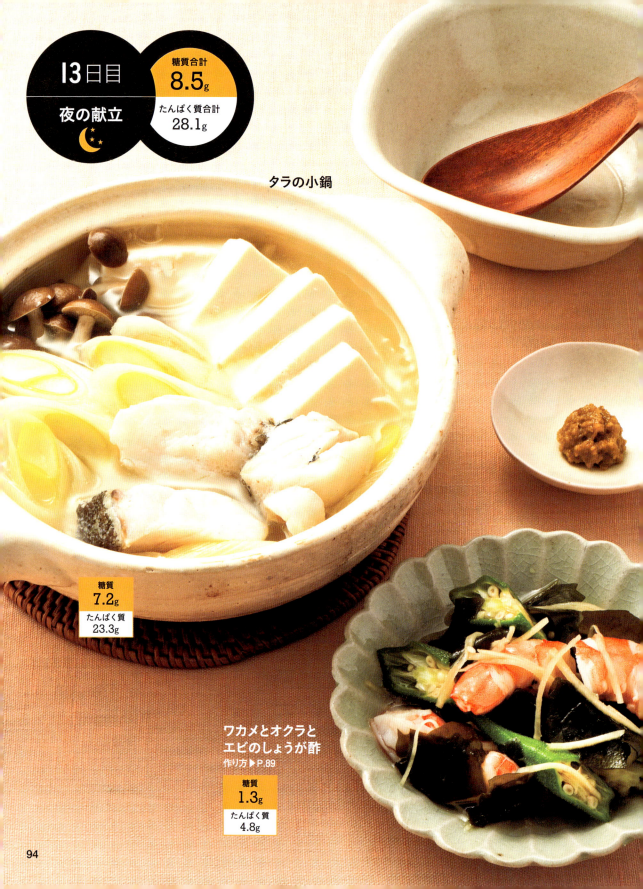

13日目 夜の献立

糖質合計 **8.5g**
たんぱく質合計 **28.1g**

タラの小鍋

糖質 **7.2g**
たんぱく質 **23.3g**

ワカメとオクラとエビのしょうが酢
作り方 ▶ P.89

糖質 **1.3g**
たんぱく質 **4.8g**

味つけのシンプルな鍋は
野菜やキノコ、魚などを一緒にとれて、
低糖質食におすすめの一品です。

主菜

タラの小鍋

高たんぱくで低脂肪なタラと、
たっぷりの野菜をいただけます。

■ 材料（1人分×1食分＋アレンジ1食分）

甘塩タラ	150g
絹ごし豆腐	1/5丁強（65g）
白菜	1枚
長ネギ	1本
シメジ	1/2パック
A だし汁	2カップ
糖質ゼロ料理酒	大さじ1
ゴマ油	小さじ1/2
塩	小さじ1/3
こしょう	少々
柚子こしょう	適宜

■ 作り方

1 材料はすべてひと口大に切る。

2 土鍋にAを煮立てたら、柚子こしょう以外のすべての材料を加えてひと煮立ちさせる。

3 煮立ったら、タラ1/3量と鍋のだし150mlは翌日用に取り分けておく。好みで柚子こしょうを添える。

アレンジ！

1/3量は
つくりおきアレンジ

翌朝のための簡単アレンジ

タラの茶碗蒸し

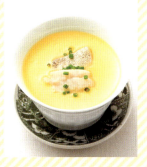

材料（1人分×1食分）

甘塩タラ（「タラの小鍋」より）‥1/3量
卵 ………………………… 小1個
A 鍋のだし ………… 150ml
　塩 ………………… 少々
　ラカントS ……… ひとつまみ
あさつき ………………… 少々

作り方

1 タラはひと口大に切る。

2 ボウルに卵を溶きほぐし、合わせたAを少しずつ加えて混ぜ、ザルで漉す。耐熱皿にタラを入れて、卵液を注ぐ。

3 フライパンに2cmほど熱湯を沸かし、2を入れて火にかける。煮立ったらふたをして、強火で1分、卵液が白くなったら弱火にしてふたをずらして5〜8分蒸す。仕上げに小口切りにしたあさつきをちらす。

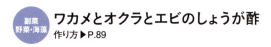

副菜 野菜・海藻 ワカメとオクラとエビのしょうが酢
作り方 ▶ P.89

14日目 朝の献立

糖質合計 8.3g
たんぱく質合計 32.7g

2週間ダイエット献立の最終日。
昨夜の鍋のだしを活かして絶品茶碗蒸しに。
野菜の副菜は昼の分もまとめて作っておきます。

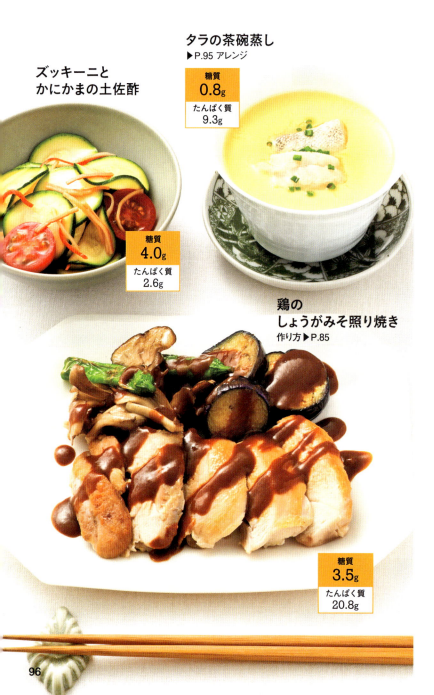

ズッキーニと
かにかまの土佐酢
糖質 4.0g
たんぱく質 2.6g

タラの茶碗蒸し
▶P.95 アレンジ
糖質 0.8g
たんぱく質 9.3g

鶏の
しょうがみそ照り焼き
作り方▶P.85
糖質 3.5g
たんぱく質 20.8g

副菜 野菜・海藻

ズッキーニと
かにかまの土佐酢

さっぱり酢の物。材料を合わせて
馴染ませるだけの簡単調理です。

■ 材料（1人分×2食分）

ズッキーニ	…………………	1本
かに風味かまぼこ	……………	1本
ミニトマト	…………………	2個
A　だし汁	…………	大さじ½
醤油	……………	大さじ½
酢	………………	小さじ2
昆布	……………	3㎝角1枚
塩	………………	少々

■ 作り方

1 ズッキーニは薄切りにする。ミニトマトはヘタを取って半分に切る。かに風味かまぼこは長さを半分にして食べやすく裂く。

2 すべての材料を合わせてさっくりと和え、冷蔵庫で30分ほどおいて馴染ませる。

半量は
つくりおき
▶P.97

主菜　鶏の
しょうがみそ照り焼き
作り方▶P.85

副菜 たんぱく質　タラの茶碗蒸し
▶P.95 アレンジ

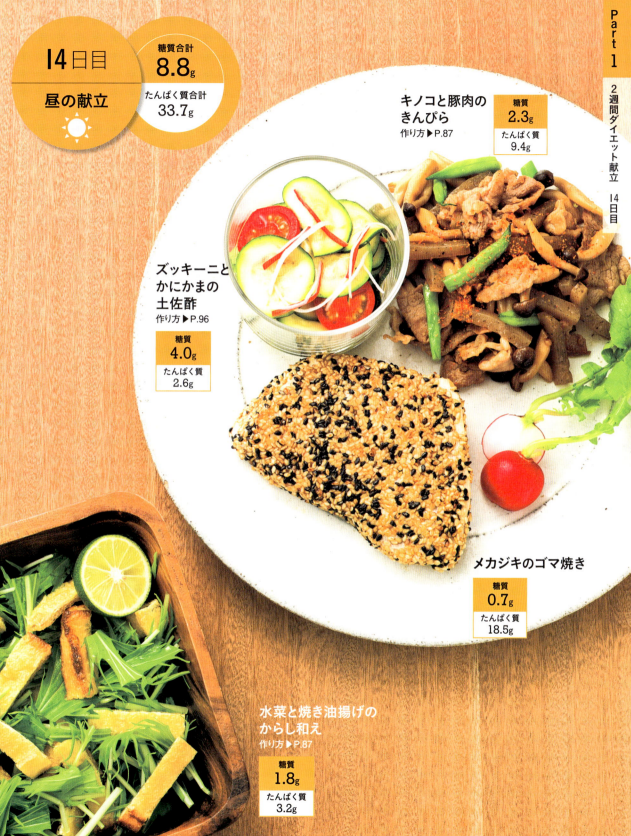

14日目 昼の献立

糖質合計 **8.8**g
たんぱく質合計 **33.7**g

キノコと豚肉のきんぴら
作り方 ▶P.87
糖質 **2.3**g
たんぱく質 **9.4**g

ズッキーニとかにかまの土佐酢
作り方 ▶P.96
糖質 **4.0**g
たんぱく質 **2.6**g

メカジキのゴマ焼き
糖質 **0.7**g
たんぱく質 **18.5**g

水菜と焼き油揚げのからし和え
作り方 ▶P.87
糖質 **1.8**g
たんぱく質 **3.2**g

Part 1 2週間ダイエット献立 14日目

14日目　☀ 昼の献立

香ばしいメカジキのゴマ焼きと、
3品のつくりおき。
何回か登場したメカジキも、
味つけでまったく違う雰囲気になります。

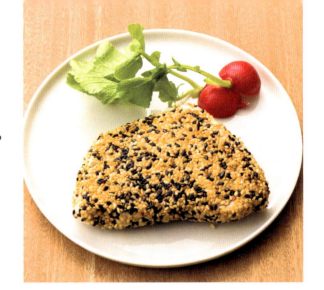

主菜

メカジキのゴマ焼き

メカジキに2種類のゴマをまぶして、
こんがりと香ばしく焼き上げました。

■ 材料（1人分×1食分）

メカジキ	1切れ（100g）
ゴマ油	大さじ½
A しょうがの絞り汁	小さじ1
糖質ゼロ料理酒	小さじ1
塩	少々
B 白炒りゴマ	大さじ1弱
黒炒りゴマ	小さじ1
ラディッシュ	1個

■ 作り方

1　メカジキは**A**に10分ほどつけておく。ラディッシュは葉つきで2等分にする。

2　メカジキの汁気をきり、**B**を全体にまぶす。

3　フライパンにゴマ油を熱し、メカジキをこんがりと焼く。器に盛り、ラディッシュを添える。

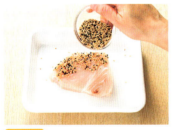

Point
白炒りゴマと黒炒りゴマはあらかじめ合わせておき、上からメカジキにふりかけるようにして均等にまぶしましょう。

Advice

ゴマはカルシウムと鉄分がたっぷり

ゴマ焼きは、香ばしさをプラスし、おいしく焼き上げることができるだけでなく、不足しがちなカルシウムや鉄分の補給にも最適なメニュー。毎日の食事に効果的に取り入れていきたい食材です。

副菜 たんぱく質　キノコと豚肉のきんぴら
作り方 ▶ P.87

副菜 野菜・海藻　水菜と焼き油揚げのからし和え
作り方 ▶ P.87

副菜 野菜・海藻　ズッキーニとかにかまの土佐酢
作り方 ▶ P.96

14日目 夜の献立

糖質合計 **12.3**g
たんぱく質合計 **26.7**g

ココナッツミルクの濃厚カレー。
小麦粉を使わなくてもほどよいとろみに。
辛みはマイルドで抜群の満足感！

Part 1 2週間ダイエット献立 14日目

主菜
鶏手羽元のココナッツカレー

ココナッツ×カレー粉とシンプルな材料なのに本格的な仕上がりです。

■ 材料（1人分×1食分）

鶏手羽元	3本（正味90g）
A　カレー粉	小さじ1
塩	小さじ1/3
こしょう	適量
パプリカ（赤）	1/4個
ピーマン	1個
タケノコ（水煮）	50g
ココナッツミルク	1カップ
玉ネギ（すりおろし）	大さじ1

■ 作り方

1 鶏手羽元は骨に沿って切り込みを入れて**A**を絡める。パプリカ、ピーマン、タケノコはひと口大の乱切りにする。

2 鍋に、ココナッツミルク、鶏手羽元、タケノコ、玉ネギを加えて強火で煮立て、ふたをして弱火で5分ほど煮る。

3 パプリカ、ピーマンを加えて2分ほど煮る。

副菜 野菜・海藻
しらたきとキュウリのエスニック和え
作り方 ▶ P.93

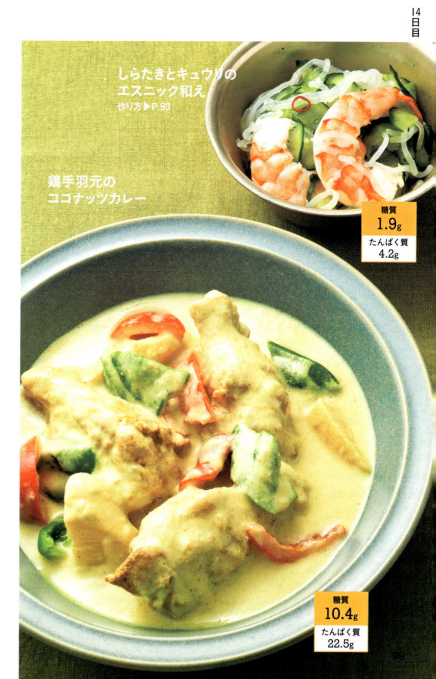

しらたきとキュウリの
エスニック和え
作り方 ▶ P.93

糖質 **1.9**g
たんぱく質 **4.2**g

鶏手羽元の
ココナッツカレー

糖質 **10.4**g
たんぱく質 **22.5**g

column

ダイエット中でも楽しみたい飲み会ルール

　居酒屋さんは料理を単品でオーダーできるので、実は糖質コントロール中の外食に適したお店です。低糖質のおつまみとお酒を覚え、飲み会を楽しみましょう。

　お酒はビールや日本酒などの醸造酒、カクテルや梅酒などの果実酒は避け、ウイスキーや焼酎などの蒸留酒を選びます。ワインの糖質量は赤＜白＜ロゼと覚えておきましょう。おすすめは、炭酸でお腹が膨れ、糖質も少ないハイボール。とはいえアルコールは筋肉を分解させるので、飲みすぎには注意。続けて飲まず、合間に水やお茶をはさみましょう。

飲んでよいお酒、控えたほうがよいお酒

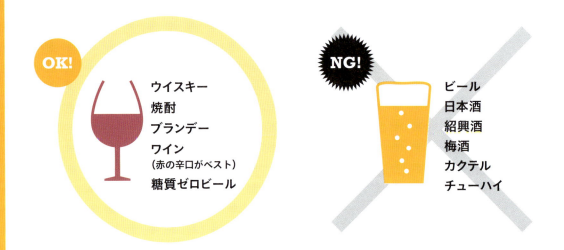

OK!
ウイスキー
焼酎
ブランデー
ワイン
（赤の辛口がベスト）
糖質ゼロビール

NG!
ビール
日本酒
紹興酒
梅酒
カクテル
チューハイ

ノンアルコールやソフトドリンクは飲んでもよい？

　アルコールの飲みすぎを控えるために、ノンアルコールやソフトドリンクにする、というのはよい選択です。ただし、コーラやジュース、スポーツドリンクは高糖質です。ノンアルコール飲料にも、糖質が含まれていないとは限りませんので、ウーロン茶などがおすすめです。

おすすめ & 控えたほうがよいおつまみ

OK!

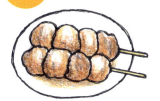

焼き鳥
低糖質でたんぱく質を摂取できる、おすすめのおつまみ。タレではなく塩で食べます。

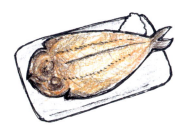

ホッケの塩焼き
魚のおつまみはシンプルな塩焼きが◎。照り焼きなどは調味料に糖質が含まれていることがあるので避けて。ホッケは低糖質高たんぱく。

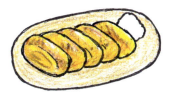

だし巻き卵
砂糖が使われたものはNGなので、注文の前に確認しましょう。

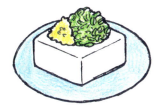

冷奴
湯豆腐や厚揚げもOK。

枝豆
おつまみの定番の枝豆は、豆の中でも低糖質。

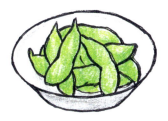

粗挽きソーセージ
たんぱく質が豊富で、満足感も得られるおつまみ。アメリカンドッグなど衣がついたものは糖質が一気に上がるのでNGです。

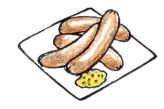

その他
- シーフードサラダ
- 馬刺し
- 厚揚げ
- 煮卵
- 鶏ハム
- チーズ
- 寄せ豆腐
- たこわさ
- 鶏鍋
- 刺し身盛り合わせ　など

NG!

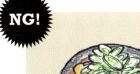

もつ煮込み
もつ自体は低糖質ですが、ゴボウやニンジンなど高糖質の野菜が一緒に使われていることが多いので注意。甘辛い味つけも高糖質な調味料が使われています。

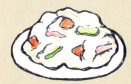

ポテトサラダ
イモ類は高糖質なので避けます。ニンジンやトマト、コーン、ハムなど、混ぜられている具材も糖質が高いものが多い一品です。

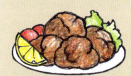

から揚げ
おつまみの定番ですが、衣が高糖質なのでNG。自宅で作るときは、高野豆腐をすりおろしたものを衣の代わりにすれば低糖質に（→P.82）。

その他
- バターコーン
- 肉じゃが
- ギョウザ　など

ダイエット中も揚げ物が食べられる！
手作りドライおからの作り方

低糖質ダイエット中は、高糖質なパン粉を使った揚げ物はNG。
でも、やっぱり揚げ物も食べたいですよね。そんなときに活躍するのが、ドライおからです。
パン粉の代用ができるので、これを使えば揚げ物もOKに。料理の幅も広がります。
市販もされていますが、簡単に手作りできるのでぜひ試してみてください。

オーブンで焼く

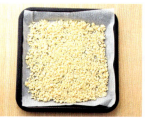

天板にクッキングシートを広げ、生おから200gを広げる。150℃に予熱したオーブンで15分ほど焼く。

混ぜる

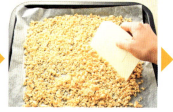

一度オーブンから取り出し、スケッパーなどで2回ほど切るように混ぜる。同じ温度のオーブンでさらに15〜20分焼く。

焼き上がり

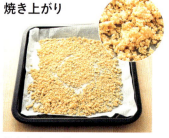

焼き上がり。熱いうちにスケッパーなどで切るように混ぜ、冷めたら保存袋に入れる。

本書での活用例

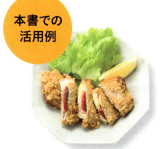

豚肉の梅しそチーズ揚げ
▶ P.29

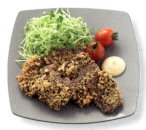

からしみそ牛カツ
▶ P.53

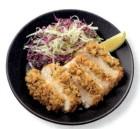

ドライおからのチキンカツ
▶ P.67

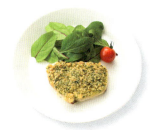

メカジキの香草おからパン粉焼き
▶ P.76

保存もOK

上の分量通りで作ると、100gほど完成します。余って保存したい場合は、保存袋に入れて冷凍保存しておけば便利です。使うときは、自然解凍させましょう。

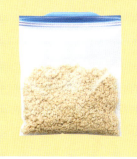

Part 2

組み合わせ自由
おかずの単品レシピ

単品のおかずのレシピを使用食材ごとに紹介。
Part1の献立例の副菜と入れ替えれば、
3週目以降も飽きずに続けられます。
P.12のグラフを参考にして
バランスよくおかずを組み合わせましょう。

卵を使った副菜

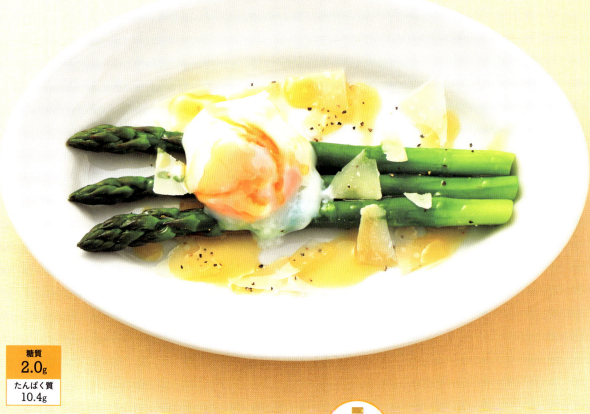

糖質 2.0g
たんぱく質 10.4g

冷蔵保存 2〜3日

アスパラのポーチドエッグサラダ
シャキシャキのアスパラとポーチドエッグがおしゃれな一皿です。

■ 材料（1人分×2食分）
- グリーンアスパラガス ……… 6本
- 卵 ……………………………… 2個
- 塩、こしょう …………… 各適量
- パルメザンチーズ ………… 10g
- オリーブオイル ………… 大さじ1

■ 作り方

1 アスパラガスは、根元とはかまを落として塩ゆでする。

2 耐熱皿に水½カップ（分量外）を入れ、卵を1個割り入れる。黄身を爪楊枝で2カ所刺して、ラップをせずに、電子レンジで1〜1分半加熱してポーチドエッグを作る。同様にもう1個作る。

3 アスパラガスを器に並べ、**2**をのせる。塩、こしょう、薄く削ったパルメザンチーズ、オリーブオイルをまわしかける。

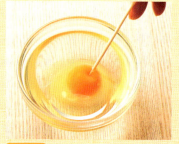

Point
卵をそのまま電子レンジで温めてしまうと、熱の逃げ場がなくなり爆発してしまいます。爪楊枝で黄身を2カ所ほど刺して、爆発を防ぎましょう。

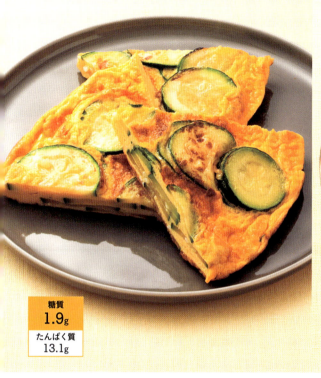

糖質 1.9g
たんぱく質 13.1g

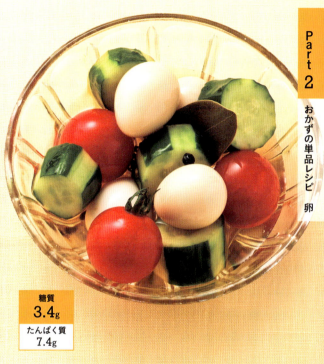

糖質 3.4g
たんぱく質 7.4g

Part2 おかずの単品レシピ 卵

ズッキーニの スペイン風オムレツ

冷蔵保存 5日間

たっぷり入ったズッキーニの食感が おいしいオムレツです。

■ 材料（1人分×2食分）
卵 …………………… 3個
粉チーズ ……… 大さじ2
ズッキーニ ………… 1本
オリーブオイル ‥ 大さじ1
塩 …………… 小さじ1/4
こしょう ………… 少々

■ 作り方
1 卵は粉チーズを加えてよく溶いておく。ズッキーニは薄切りにする。

2 フライパン（直径20cmほどがおすすめ）にオリーブオイルを熱しズッキーニを炒める。塩、こしょうをふりこんがりと焼き色がつくまで3分ほど炒める。

3 1の卵液を加えてヘラで大きく混ぜて半熟状に焼き、ふたをして弱火で3分焼く。裏返して4分焼いて放射状に切り分ける。

うずらとキュウリの ピクルス

冷蔵保存 7日間

鶏卵だけでなくうずらの卵も OK。 卵料理のレパートリーを増やせます。

■ 材料（1人分×2食分）
キュウリ …………… 1本
ミニトマト ………… 4個
うずら卵（水煮）…… 8個
A ┌ 酢 ………… 1/4カップ
  │ 水 ………… 1/2カップ
  │ ラカントS … 大さじ2
  │ 塩 ………… 小さじ2/3
  │ 粒黒こしょう …5粒
  └ ローリエ ………1枚

■ 作り方
1 キュウリはピーラーで縞目を入れて1.5cm幅の輪切りにする。ミニトマトはヘタごとしっかり洗う。

2 Aを鍋でひと煮立ちさせて粗熱をとる。

3 すべての材料を保存容器に合わせて半日ほどつける。

> 豆を使った副菜

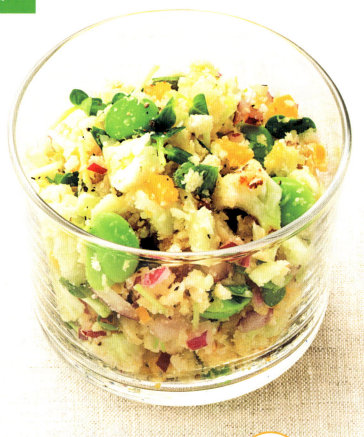

糖質 9.1g
たんぱく質 7.8g

おからとカリフラワーのタブレ風

フランスの家庭的なパスタ料理タブレを、おからとカリフラワーで再現しました。

冷蔵保存 2〜3日

■ 材料(1人分×2食分)

カリフラワー	150g
生おから	50g
枝豆	正味50g
パプリカ(黄)	½個
紫玉ネギ	¼個
かいわれ大根	50g
にんにく	1片
オリーブオイル	小さじ2
塩、粗挽き黒こしょう	各少々

A
- オリーブオイル　大さじ2
- 酢　大さじ1
- 塩　小さじ⅓
- こしょう　少々

■ 作り方

1 カリフラワーはひと口大に切る。パプリカ、紫玉ネギは、5㎜角に切る。かいわれ大根は5㎜幅に切る。にんにくはみじん切りにする。

2 フライパンにオリーブオイル小さじ1を熱し、カリフラワーを加えて、あまりさわらずに焼き色をつけながら炒めて取り出す。粗熱がとれたら粗くみじん切りにする。

3 あいたフライパンに、オリーブオイル小さじ1とにんにくを入れて炒める。香りが立ったらおからを加えてパラパラになるまで炒めて塩、粗挽き黒こしょうをふる。

4 すべての材料を合わせてさっくり混ぜる。

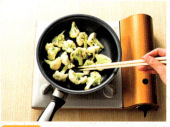

Point
カリフラワーは焼き色がつくまで焼くことで、香ばしい香りと味が出ます。

厚揚げとブロッコリーのマヨグラタン

ゴロゴロと入った厚揚げとブロッコリーは食べごたえ充分！

冷蔵保存
3〜4日

■ 材料(1人分×2食分)
厚揚げ ……………………… ½丁(100g)
ブロッコリー ……………………… 100g
塩、こしょう ……………………… 各少々
一味唐辛子 ……………………… 少々
A ┌ マヨネーズ ……………………… 大さじ2
　├ 粉チーズ ……………………… 大さじ1と½
　└ 牛乳 ……………………… 大さじ½

■ 作り方

1 ブロッコリーは小房に分けて塩ゆでしておく。厚揚げはひと口大に切る。

2 耐熱皿2つに厚揚げを等分に入れて塩、こしょうをふる。オーブントースターで3分ほどこんがりと焼き色をつける。

3 厚揚げから汁気が出ていればきって、ブロッコリーを等分に加え、合わせたAをかける。オーブントースターでこんがりと焼き色がつくまで3〜5分焼いて一味唐辛子をふる。

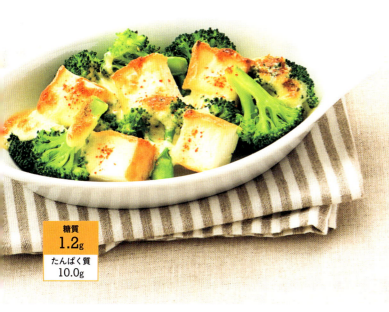

糖質 1.2g
たんぱく質 10.0g

洋風五目豆

大豆や野菜を炒めて煮ます。彩りを綺麗に仕上げました。

冷蔵保存
5日間

■ 材料(1人分×2食分)
大豆(水煮) ………… 100g　　パプリカ(赤) ………… ¼個
にんにく ……………… 1片　　オリーブオイル ‥ 大さじ½
ベーコン …… 1と½枚(30g)　　白ワイン ………… 大さじ½
セロリ ……………… ½本　　水 ……………… 1カップ
ニンジン …………… ½本　　固形コンソメ …… ½個(2g)
シイタケ …………… 2枚　　塩、こしょう …… 各少々

■ 作り方

1 にんにくはみじん切りにする。ベーコンは5mm幅に切る。セロリ、ニンジン、シイタケ、パプリカは1.5cm角に切る。

2 鍋にオリーブオイルを熱し、にんにく、ベーコンを炒める。大豆、セロリ、ニンジン、シイタケ、パプリカを加えて油がまわったら、白ワインを加える。水とコンソメを加えて煮立て、10分ほど汁気がなくなるまで煮て塩、こしょうで調味する。

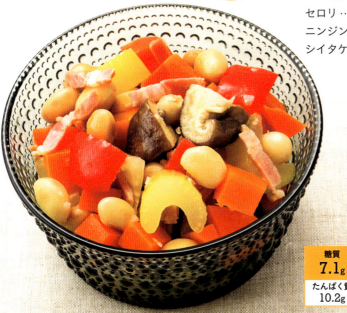

糖質 7.1g
たんぱく質 10.2g

野菜を使った副菜

カブと生ハムのマリネ

半日冷蔵庫でおくと味が染み込み、生ハムの塩気が出てやわらかくなります。

冷蔵保存
4日間

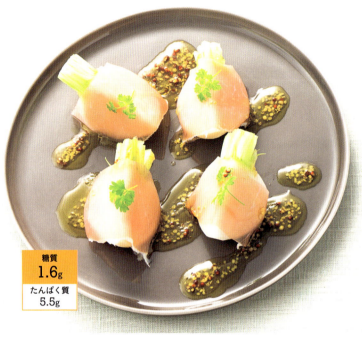

糖質
1.6g
たんぱく質
5.5g

■ 材料（1人分×2食分）

カブ	小2個
生ハム	4枚（40g）
A ┌ 酢	小さじ2
│ 粒マスタード	大さじ½
│ オリーブオイル	大さじ1と½
└ 塩、こしょう	各少々
セルフィーユ	適量

■ 作り方

1 カブは茎を少し残して皮をむき、縦に4等分に切る。生ハムは半分に切る。

2 カブに生ハムを巻いて、**A**をまわしかけて冷蔵庫で馴染ませる。セルフィーユを添える。

キノコのナッツ炒め

キノコとナッツの異なる食感がくせになる一品です。

冷蔵保存
4日間

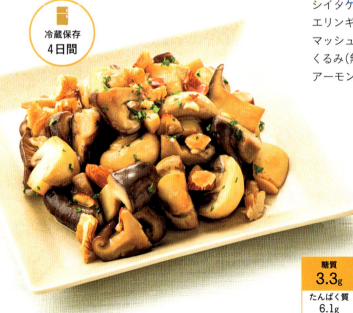

糖質
3.3g
たんぱく質
6.1g

■ 材料（1人分×2食分）

シイタケ	6枚	オリーブオイル	大さじ1
エリンギ	2本	糖質ゼロ料理酒	大さじ1
マッシュルーム	6個	ラカントS	小さじ1
くるみ（無塩）	10g	醤油	大さじ1
アーモンド（無塩）	10g	パセリ	適量

■ 作り方

1 シイタケは十字に4つに切る。エリンギは、長さを半分にして縦に4等分にする。マッシュルームは2等分にする。くるみとアーモンドは粗く砕く。パセリはみじん切りにする。

2 フライパンにオリーブオイルを熱し、キノコを入れる。油がまわったら酒をふって炒める。

3 ラカントS、醤油を加えて汁気がなくなるまで炒めたら、くるみ、アーモンドを加えて軽く炒め、器に盛ってパセリをちらす。

海藻を使った副菜

ひじきと紫玉ネギのおかか和え
かつお節を合わせることでうまみがUP。

冷蔵保存
4日間

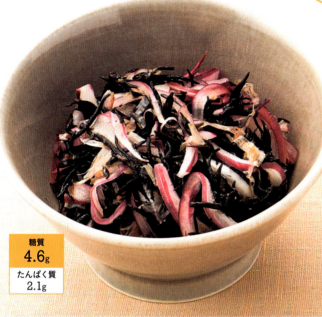

糖質
4.6g
たんぱく質
2.1g

■ 材料（1人分×2食分）
- 芽ひじき（乾燥）……………………… 10g
- 紫玉ネギ ……………………………… ½個
- かつお節 ……………………… 1パック(3g)
- A
  - 酢 …………………………………… 大さじ2
  - ラカントS ………………………… 大さじ½
  - 塩 …………………………………… 小さじ⅓

■ 作り方

1　芽ひじきは水で戻し、熱湯でサッとゆでてザルにあげる。

2　紫玉ネギは薄切りにしてAと合わせる。紫玉ネギがしんなりしたら1を加えて混ぜて、かつお節を加えてさっくりと混ぜる。

切り昆布とタケノコの炊きもの
タケノコの食感と油揚げでボリューム＆食べごたえのある一品。

冷蔵保存
5日間

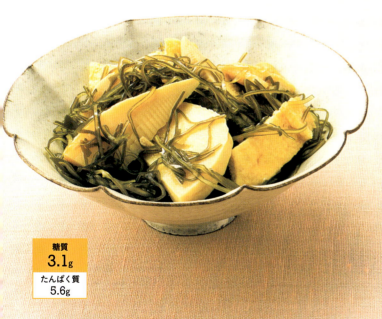

糖質
3.1g
たんぱく質
5.6g

■ 材料（1人分×2食分）
- 切り昆布（乾燥）……………………… 10g
- タケノコ（水煮）……………………… 150g
- 油揚げ ………………………………… 1枚
- だし汁 ………………………… 1と½カップ
- ラカントS ……………………… 小さじ½
- 醤油 …………………………… 小さじ1と½

■ 作り方

1　切り昆布は水で戻しておく。油揚げは2cm幅に切る。タケノコは1cm幅の半月切りにする。

2　鍋にタケノコ、切り昆布、油揚げ、だし汁、ラカントSを入れて10分煮る。醤油を加えて2分ほど煮てそのまま冷ます。

Part 2　おかずの単品レシピ　野菜／海藻

column

主食との上手なつき合い方

　主食を完全に抜くのは最初だけで、後々は主食も食べながら糖質コントロールを続けていきます（→P.18）。主食をとり始めるときは、突然たくさんとるとリバウンドの危険があるので、スーパーやコンビニで買える低糖質食品を上手に使いましょう。2週間ダイエット献立実践中は徹底して主食をカットするのがよいですが、我慢できずにストレスがたまってしまうようであれば、試してみてもよいでしょう。

どうしても主食が食べたい…そんなときは
上手に食べよう！低糖質なおすすめ食品

ふすまパン（ブランロール）

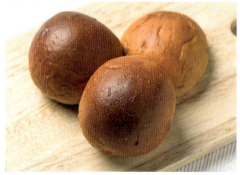

ライザップでも販売中。小麦ふすまを使った低糖質パン。ふすまは小麦粉に比べて糖質がかなり少なく、食パンなどと比べると、ふすまパンの糖質量は約1/5。コンビニなどでも扱われています。

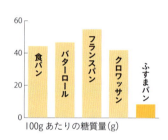

100gあたりの糖質量(g)

大豆粉パン

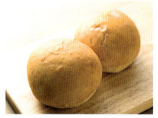

ライザップの大豆粉パンは、日本食品標準成分表2015「ロールパン」と比較して84％糖質カット。大豆粉のクセも少なく食べやすい味わいです。

こんにゃく米

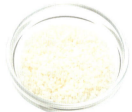

米と一緒に炊くことでボリュームUPし、通常のごはんよりも糖質をカットできます。米と混ぜずにそのまま炊くことも可能です。

低糖質麺

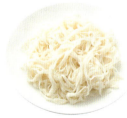

おからやこんにゃくなどを使って作られた麺。低糖質のものや糖質ゼロのものなど種類があるので、用途やダイエットの状況によって判断して使えます。

お麸、おからも活用しましょう！

　料理のボリュームを出すのにおすすめなのが、お麸やおから。主食の代わりにすれば低糖質で満足感のある料理になります。本書でも活用（→P.49）しているので参考にしてください。

Part 3

ダイエット継続の味方

お助けサラダと
スープ・デザート

糖質コントロールを続けていく中で、どうしても忙しくて、
品数を多く作るのが難しい、というときもあるでしょう。
そんなときに大活躍の、手軽に作れるサラダやスープを紹介。
ときにはご褒美になる低糖質のデザートも取り入れながら、
無理せず、ストレスをためずにダイエットを継続しましょう！

お助けサラダ

**忙しいときはこれ一皿！
半日分の野菜＆1食分のたんぱく質**

忙しくてどうしても何品も作れない！ という人におすすめ。調理の手間と時間が短縮されます。肉や魚介を加熱調理して作りおいておけば、さらに手軽に！ 手作りのドレッシングをかけてどうぞ。

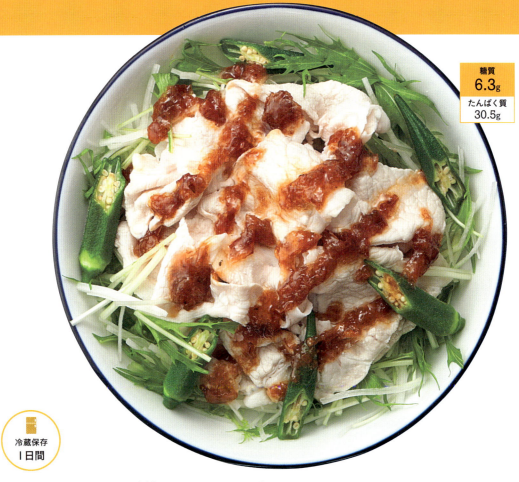

糖質 6.3g
たんぱく質 30.5g

冷蔵保存 1日間

豚しゃぶサラダ梅かつお風味

しゃぶしゃぶ用の豚肉を和風のドレッシングでサッパリといただきます。

■ 材料
（1人分×1食分）
豚ロース肉（しゃぶしゃぶ用）
　………………………… 140g
大根 ………………………… 130g
水菜 ………………………… 50g
オクラ ……………………… 3本
梅かつおドレッシング（→P.115）
　………………………… 40mℓ

■ 作り方
1 豚肉は酒、塩各適量（分量外）を加えた熱湯でゆで、ペーパータオルにあげて水気をきる。

2 大根は皮をむいてせん切り、水菜はザク切り、オクラは塩ゆでして斜め半分に切る。

3 器に**2**を盛り**1**をのせ、梅かつおドレッシングをかける。

グリルチキンのシーザーサラダ

シーザーサラダに必須のクルトンは、高野豆腐でカリカリに作りました。

冷蔵保存
1日間

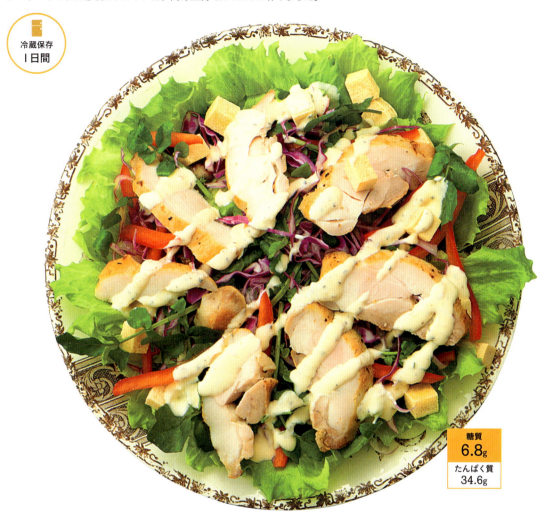

糖質
6.8g

たんぱく質
34.6g

Part 3 お助けサラダとスープ・デザート

■ 材料
（1人分×1食分）

鶏もも肉(皮なし)	90g
ハーブソルト	小さじ½
オリーブオイル	大さじ½
高野豆腐	1個
揚げ油	適量
レタス	100g
紫キャベツ	30g
クレソン	20g
パプリカ(赤)	¼個
シーザードレッシング(→P.115)	40ml

■ 作り方

1 鶏肉はハーブソルトをまぶす。フライパンにオリーブオイルを熱して焼き、そぎ切りにする。

2 高野豆腐は水で戻して水気を絞り、1cm角に切って170℃の揚げ油で揚げてクルトンにする。

3 レタスはちぎる。紫キャベツはせん切り、クレソンは葉を摘む。パプリカは細切りにする。

4 器に**3**、**2**、**1**を順に盛り、シーザードレッシングをかける。

魚介の粒マスタードサラダ

魚介たっぷりサラダ。タコやブロッコリーで食べごたえがUPします。

冷蔵保存
1日間

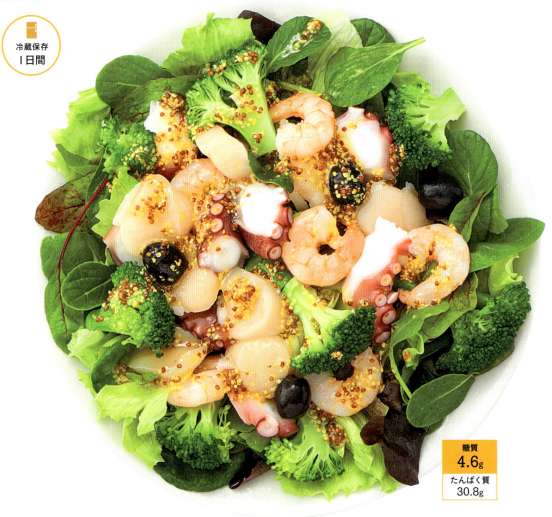

糖質
4.6g

たんぱく質
30.8g

■ 材料
（1人分×1食分）

ゆでタコ	50g
むきエビ	50g
ホタテ貝柱（刺し身用）	50g
ブロッコリー	80g
レタス	50g
ベビーリーフ	50g
黒オリーブ（種抜き）	4個
粒マスタードドレッシング（→P.115）	40mℓ

■ 作り方

1 むきエビは背ワタがあれば取ってゆでる。ゆでタコ、ホタテは食べやすく切る。

2 ブロッコリーは熱湯でゆでて冷水にとり、ザルにあげる。

3 レタスはちぎってベビーリーフと合わせて器に盛り、黒オリーブ、1、2をのせ、粒マスタードドレッシングをかける。

3種の低糖質ドレッシング

シーザードレッシング

まろやかでコクのある
ドレッシングです。

冷蔵保存
2～3日

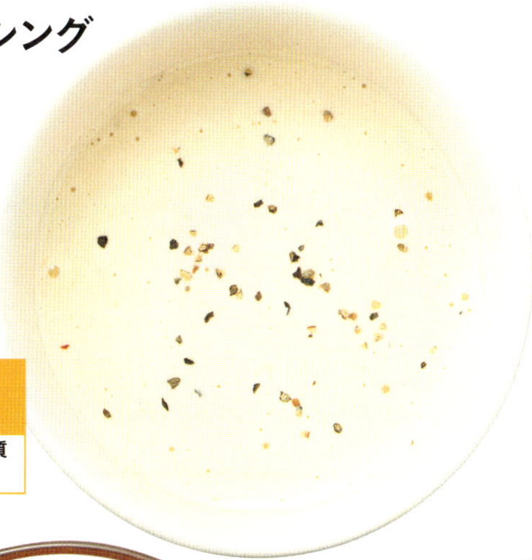

糖質 5.3g
たんぱく質 7.3g

■ 材料
（作りやすい分量 約120ml）

マヨネーズ ……………… 大さじ4
粉チーズ ………………… 大さじ2
アンチョビフィレ（細かく刻む）
　　　……………………… 1枚分
レモン汁、牛乳 ……… 各大さじ1
にんにく（すりおろし）… 小さじ½
粗挽き黒こしょう ……… 小さじ¼
塩 ……………………………… 少々

■ 作り方
すべての材量を混ぜ合わせる。

Part 3 お助けサラダとスープ・デザート

梅かつおドレッシング

梅干しとかつお節で和風テイストに。

冷蔵保存 7日間

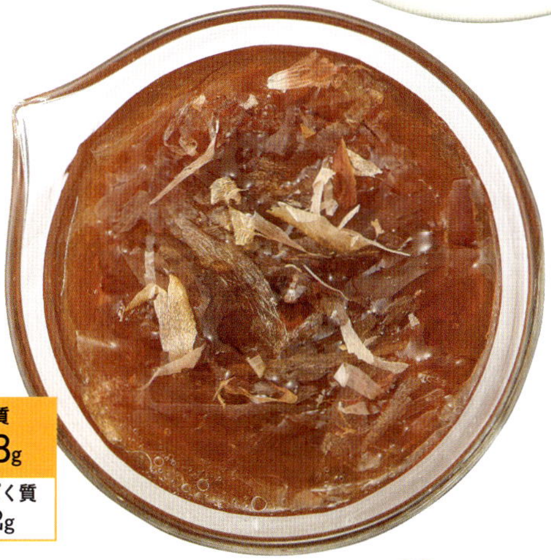

糖質 4.8g
たんぱく質 4.2g

■ 材料
（作りやすい分量 約120ml）

梅干し（種を取って叩く）… 2個分
かつお節 …………… 1パック(3g)
醤油 …………………… 大さじ1
ラカントS ……………… 大さじ1
酢 ……………………… 大さじ2
菜種油 ………………… 大さじ3

■ 作り方
すべての材量を混ぜ合わせる。

粒マスタードドレッシング

粒マスタードのピリッとしたアクセントを追加。

冷蔵保存 7日間

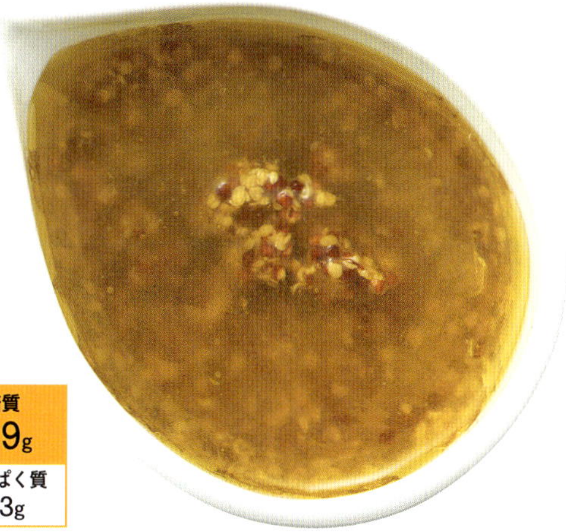

糖質 3.9g
たんぱく質 1.3g

■ 材料
（作りやすい分量 約120ml）

粒マスタード ……… 大さじ1と½
白ワインビネガー …… 大さじ2と½
オリーブオイル ………… 大さじ4
ラカントS …………… 小さじ½
塩 ……………………… 小さじ¼

■ 作り方
すべての材量を混ぜ合わせる。

汁物を加えて満足感 UP！
スープのレシピ

食事に汁物が加わると、満足感が上がり、体も温まります。さらりと食べられるので、食欲のないときはおかずを1品スープに替えても。余った分は鍋のまま保存するか、保存袋に具ごと入れて冷凍すればOK。

アサリとキャベツのコンソメスープ

定番のコンソメスープに、栄養満点のアサリとキャベツを加えました。

■ 材料(1人分×2食分)

アサリ	12個
キャベツ	100g
ミニトマト	6個
オリーブオイル	小さじ1
粗挽き黒こしょう	少々
A [水	1と½カップ
固形コンソメ	1個(4g)
塩	少々

■ 作り方

1 アサリは砂出ししておく。キャベツはザク切りにする。ミニトマトはヘタを取る。

2 鍋にAとアサリを入れて火にかける。アサリの殻が開いたら、キャベツ、ミニトマトを加えてひと煮立ちさせ、オリーブオイルをまわしかけて、粗挽き黒こしょうをふる。

冷蔵保存 2日間 ／ 冷凍保存 7日間

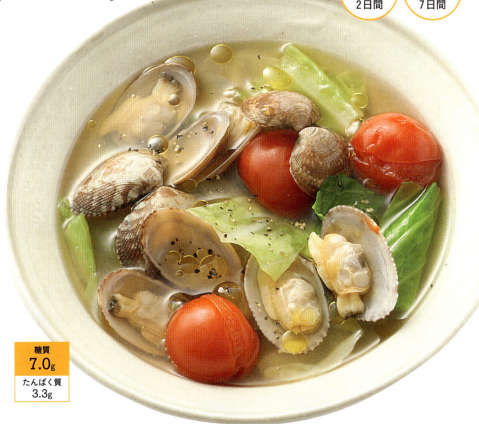

糖質 7.0g
たんぱく質 3.3g

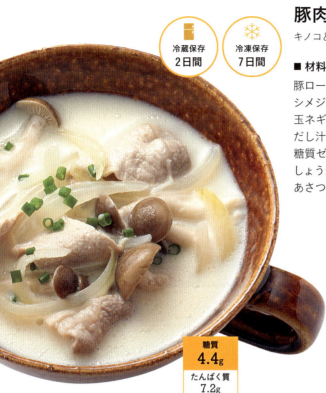

豚肉とキノコの和風豆乳スープ

キノコと豆乳で腸内環境改善。豚肉が入って食べごたえもあります。

冷蔵保存 2日間 / 冷凍保存 7日間

■ 材料（1人分×2食分）

- 豚ロース肉（薄切り）… 40g
- シメジ …………… 1/2パック
- 玉ネギ …………… 1/4個
- だし汁 …………… 1カップ
- 糖質ゼロ料理酒 … 小さじ1
- しょうが ………… 少々
- あさつき ………… 1/2本（3g）

A［
- 豆乳（成分無調整） ………… 1/2カップ
- 醤油 ……… 小さじ1/2
- 塩 ………… 小さじ1/4
］

■ 作り方

1 豚肉はひと口大に切る。シメジは石づきを落としてほぐす。玉ネギは薄切りにする。しょうがはすりおろす。あさつきは小口切りにする。

2 鍋にだし汁と酒を煮立て、豚肉と玉ネギを加えて2分煮る。Aとシメジを加えてひと煮立ちさせて器に盛る。しょうが、あさつきを添える。

糖質 4.4g / たんぱく質 7.2g

Part 3 お助けサラダとスープ・デザート

エビとチンゲンサイの中華スープ

ラー油をかければピリッと辛いアクセントに。中華風の献立に合わせても。

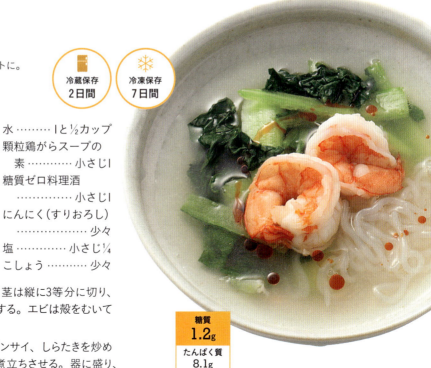

冷蔵保存 2日間 / 冷凍保存 7日間

■ 材料（1人分×2食分）

- 無頭エビ …………… 4尾
- チンゲンサイ ……… 100g
- しらたき …………… 50g
- ゴマ油 …………… 小さじ1
- ラー油 …………… 適宜

A［
- 水 ……… 1と1/2カップ
- 顆粒鶏がらスープの素 ……… 小さじ1
- 糖質ゼロ料理酒 ………… 小さじ1
- にんにく（すりおろし） ………… 少々
- 塩 ………… 小さじ1/4
- こしょう ………… 少々
］

■ 作り方

1 チンゲンサイは葉と茎に分ける。茎は縦に3等分に切り、長さを半分に切る。葉はザク切りにする。エビは殻をむいて背に切り込みを入れる。

2 鍋にゴマ油を熱し、エビ、チンゲンサイ、しらたきを炒める。油がまわったらAを加えてひと煮立ちさせる。器に盛り、好みでラー油をかける。

糖質 1.2g / たんぱく質 8.1g

低糖質デザート

ダイエット中でも食べられる！

甘いものが食べたい！ そんなときは、材料を工夫すれば、糖質コントロール中でも甘くておいしいデザートが食べられます。我慢しすぎてストレスをためてしまわずに、頑張っている自分にご褒美をあげましょう。

糖質 **6.2g**
たんぱく質 **5.2g**

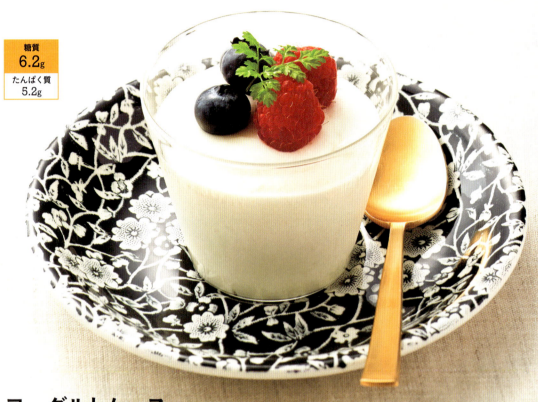

ヨーグルトムース

プレーンヨーグルトを使って、さっぱりとした上品な甘さに仕上げました。

■ 材料（250㎖グラス 4個分）

ヨーグルト（無糖）	350g
粉ゼラチン	6g
冷水	大さじ2
生クリーム	120㎖
ラカントS	大さじ4
レモン汁	大さじ1
ミックスベリー、チャービル	各適量

冷蔵保存 2〜3日

■ 作り方

1 粉ゼラチンは冷水にふり入れてふやかしておく。

2 生クリームはボウルに入れ、氷水にあててハンドミキサーで七分立てにする。

3 別のボウルにヨーグルト、ラカントS、レモン汁を入れて泡立て器でよく混ぜる。

4 1を電子レンジで40秒加熱し、粗熱がとれたら2、3と混ぜ合わせる。

5 器に等分に流し、冷蔵庫で2〜3時間冷やし固める。ミックスベリー、チャービルを添える。

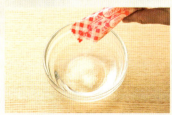

Point

粉ゼラチンはお湯でふやかそうとするとダマになってしまい、うまくいきません。冷水を用意するようにしましょう。

おからとくるみの
ココアマフィン

小麦粉は使わずにおからで糖質オフ。しっとりとやわらかい仕上がりです。

■ 材料（直径6cmマフィン型6個分）
バター（無塩）	120g
ラカントS	90g
卵	2個
生おから	80g
A アーモンドパウダー	60g
ココアパウダー	30g
ベーキングパウダー	小さじ1
くるみ（無塩）	80g

■ 作り方

1 おからは耐熱皿に広げ、ラップをせずに電子レンジで4分加熱して冷ましておく。

2 ボウルに室温に戻したバターを入れて、泡立て器でなめらかになるまで混ぜる。

3 ラカントSを加えて白っぽくなるまで混ぜ、室温に戻した溶いた卵を少しずつ加えてさらによく混ぜる。

4 1を加えて混ぜ、Aをふり入れて、粗く刻んだくるみを加えてさっくりと混ぜ合わせる。

5 マフィン型に紙カップを敷き、スプーンで4を等分に流し入れて、180℃に予熱したオーブンで20分ほど焼く。

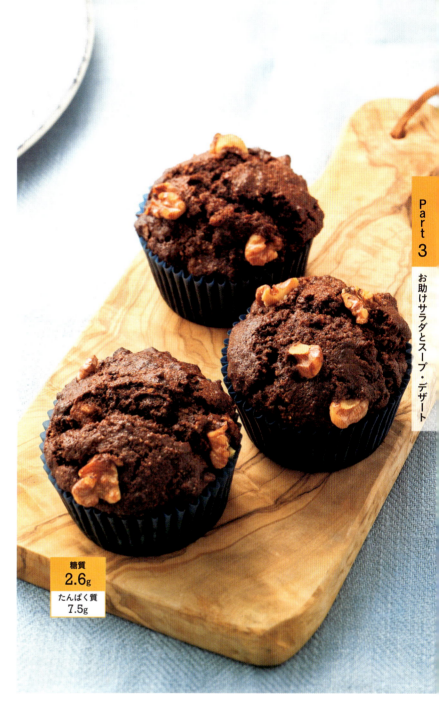

糖質 **2.6g**
たんぱく質 **7.5g**

Part 3　お助けサラダとスープ・デザート

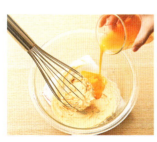

Point
溶き卵は室温に戻したものを使います。一気に加えてしまうとバターと混ざらず、分離してしまいます。生地に少しずつ加え、なめらかになるまでしっかりと混ぜ合わせましょう。

 冷蔵保存 3日間
 冷凍保存 10〜14日

3カ月で体重15kg減！　2年半スタイルキープ！
ライザップ式ダイエット成功談

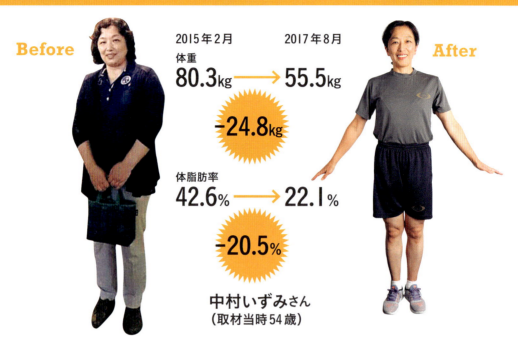

Before　2015年2月　2017年8月　After
体重 80.3kg → 55.5kg
−24.8kg
体脂肪率 42.6% → 22.1%
−20.5%

中村いずみさん
（取材当時54歳）

家族に健康を心配され……ダイエットを決意

　息子たちから「このままだと病気になるからやせてほしい」と切実に言われてライザップに通うことを決意し、糖質制限と週2回のトレーニングを開始。食事はシンプルでいいので、思っていたよりすんなりと実践することができました。トレーニングは不安だったのですが、初心者の私でも十分できました。ちょっと

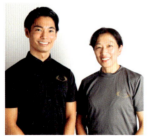

トレーナーの佐々木さんや、店舗全体の温かさがありがたいと語る中村さん。「私はここに来ると落ち着きますし、第二の我が家のような感じです」

ずつバーベルの重りが増えていって、できるようになるのが嬉しくて、「今度はこれを上げるぞ」、という励みになりました。80kgの体重を、太りだす前の65kgに戻すのが目標でしたが、3カ月で達成できました。でもトレーナーさんと、もっと先を目指せるという話になって。私自身も、もっとできると感じていたので、「もう少し頑張ろう」の連続で続けることができて、結婚したときの体重である55kgに戻すことができました。「健康的にやせたら、卒業式で一緒に写真を撮ろう」という息子たちとの約束も達成できたんですよ。

ボディメイクグランプリに出場トレーナー、店舗全体が支えに

　関東のエリア大会で3位、関東オープンで準優勝できました（2017年）。トレーナーさんを信じて続けたらこんな結果が出たというのが嬉しかったし、年齢に関係なく、自分の気持ちとちょっとの勇気があれば、人は変われるんだなというのを実感しました。ライザップに通ってよかったのは、自分を認めてもらえたということと、私にもできた、と思えたこと。ただやせたいと思って入ったライザップで、ボディメイクまでしっかりできて、前向きになれました。以前は、どうせ太っているし、どうせ歳だしって「どうせ」という言葉が口ぐせのように出てきてしまっていました。でも今は、「せっかくだからやってみよう」と思えるようになりました。トレーナーさんの存在が大きく、店舗皆で支えてくださったり、徹底した体重と食事の管理が、ライザップのよさです。他では得られないと思います。全体的に温かくて家庭的なところがとても気に入っています。

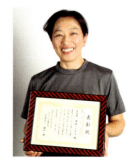

ライザップ主催のボディメイクグランプリに出場。エリア大会で3位、関東オープンで準優勝を果たす（2017年）。オープン大会当日の体重は52kg、体脂肪率は8.6%まで絞ったという。

※結果には個人差があり、すべての方が同様の結果になるとは限りません。　※適切な食事管理を行い、個人に合わせて目標体重を管理しています。

> そんなにやせて危険じゃないの？

不安を解消！医療研究結果で証明された
ライザップ式ダイエットの安全性

　安心してライザップの食事法とトレーニングを行っていただくため、ライザップでは、それらが健康に与える影響について研究を続けています。

　ライザップで実施している短期間（2カ月間）のプログラムによって、生活習慣病などのリスクに関わる数値が改善すること、代謝物とホルモン濃度の変動が正常値範囲内であることが発表されています（ページ下囲み参照）。ライザップメソッドは無理なダイエット法ではなく、糖質が体に与える影響を考慮した、健康な体づくりのための方法なのです。

糖質のとりすぎが体に及ぼす影響って？

　糖質を摂取すると体内の血糖値が上昇し、エネルギーとならずに余った分は中性脂肪となり、体に蓄積されます。これが肥満の原因となり、病気を引き起こしやすい状態に陥ることもあります。ライザップでは、このような個人の状態に合わせて適切なアドバイスを行っています。

「健康な体」をつくるライザップメソッド

　ライザップがゲストに提案するのは、見た目や体重だけを落とすダイエットではありません。右記のような病気にならずに、健康に生き生きと活動できる体づくりです。そのためエネルギー不足を引き起こしかねないカロリー制限ではなく、ほかの栄養素からエネルギーを補える、糖質をコントロールする方法を取り入れているのです。個人に合わせた食事と運動指導で肥満を改善することで、健康な体をつくります。

糖質を摂取 → **血糖値上昇** → **インスリン分泌** → **エネルギーにならず余剰となった糖質が脂肪に変化** → **脂肪が体内に蓄積** → **肥満**

メタボリックシンドローム
高血圧や糖尿病など、複数の病気、異常が重なっている状態です。放置すると動脈硬化が進行し、脳卒中や心筋梗塞など、重大な事態を招く原因となります。

ロコモティブシンドローム
筋肉や骨、関節が衰え、歩行や立ち座りなどに支障が出ている状態です。寝たきりになるリスクが高くなります。

関節への負担
膝などへ負担がかかると、動こうという意識が削がれ、筋肉が減少します。筋肉が減少すると代謝が下がるので、さらに肥満になるという悪循環を引き起こし、ロコモティブシンドロームにも繋がるリスクがあります。

ライザップのプログラムが体に与える影響についての研究結果

　短期間で行う低糖質食事法とレジスタンス運動（筋肉に抵抗をかける運動を繰り返すトレーニング）が体に与える影響について、ライザップと共同研究を行っている東京大学理学系研究科生物科学専攻 黒田研究室と、筑波大学体育系 渡部厚一准教授は、2017年に開催された第72回 日本体力医学会大会にてそれぞれの研究結果を発表しました。

血液データは正常値範囲内で体脂肪率が減少

　黒田研究室は、5名の被験者に対しライザップのプログラムを実施。体重あたりの筋重量を増加させつつ体脂肪率が減少しました。また、100種の血中代謝物とホルモン濃度はすべて正常値範囲内であり、大きな変化を示すものはありませんでした。

8週間で肝機能などの数値が改善

　渡部准教授は、ライザップの食事法とトレーニングを8週間実施した259名の被験者データを分析。その結果、筋力を落とさず効果的な減量に成功し、糖代謝や肝機能、脂質代謝などの数値が、異常値から正常値に改善することが分かりました。

ライザップ式低糖質食ダイエット Q & A

ダイエットを始める前、取り組み中、目標達成後に、こんなときはどうすればいいの？と悩むことが出てくると思います。そんな疑問に、ライザップがお答えします。しっかり不安を解消して、安心して低糖質食ダイエットに取り組んでください。

Q 低糖質食ダイエットをしてはいけない人はいる？

A 糖尿病、腎障害、活動性膵炎、肝硬変、その他何らかの持病で治療中の方は、主治医と相談のうえ行ってください。自分の状態に合った栄養素をしっかりとれているか、医師に確認しましょう。また、成長期のお子様にはおすすめしていません。

Q 食べる順番に正解はある？

A 空腹時に糖質の多いものを食べると、血糖値が急上昇し、インスリンの分泌量が増えるため、脂肪になりやすくなります。野菜やキノコ、海藻など食物繊維の多いものから食べましょう。満腹感を得やすくなるとともに、消化の効率も上がります。アルコールを摂取するときは、続けて飲まずに、間に水やお茶をはさみます。

Q 食事制限だけでやせられる？

A ライザップメソッドは、食事と運動から成り立ちます。本書の低糖質食事法に適度なトレーニングを組み合わせることが効果的です。筋肉は回復までに24〜48時間ほどの時間が必要なので、週2〜3日のペースでトレーニングを行いましょう。または、トレーニングする部位を変えながら行うと効率的です。

Q 低糖質食を始めてから便秘になってしまった。どうすればいい？

A たんぱく質量を増やすので便がかたくなり、便秘になる方もいらっしゃいます。野菜やキノコ、海藻をバランスよく、水溶性、不溶性それぞれの食物繊維をとるようにしましょう。むくむから、と水分を控えるのもNG。女性は2ℓ、男性は3ℓを目安にしっかりと水分を摂取します。

Q 減量が止まってしまった。食べる量を減らしたほうがいい？

A 最初のうちは体重がよく落ちても、途中で減量が止まってしまう、いわゆる停滞期という時期は、誰にでもやってきます。そんなときは、食事、運動、睡眠のどれかが崩れている可能性があります。無闇に食事量を減らすのではなく、生活全体を見直してみましょう。

Q 2週間ダイエット献立実践中に風邪をひいてしまったら？

A 肉や魚などを食べるのがつらければ、無理に献立通りに進めようとせず、消化のいい湯豆腐にしょうがをプラスしたり、スープで体を温めるのがおすすめ。本書で紹介しているスープのほか、卵スープなどもよいでしょう。運動をしている場合もいったんストップしましょう。

Q ダイエットを継続するために必要なことは？

A ひとりで抱え込むとつらくなるかもしれません。周囲の人の励ましは力になるので、目標や成果を話してみるのもよいでしょう。また、小さな目標を立て、達成するたびに自分をほめてあげてください。毎日体重測定して記録をとったり、服のフィット感の変化を確認するのもモチベーションアップにつながります。

Q 目標を達成したら、糖質は気にしなくてOK？

A 食事内容を急にもとに戻すと、リバウンドの危険があります。目標達成のころには、食べすぎてはいけないものや、正しい食習慣も分かってくるはずです。糖質量を自分でコントロールしながら、理想の体型をキープしましょう。トレーニングも無理のない範囲で続けるのが理想です。P.18のライザップの理想の体づくりも参考にしてください。

ライザップが選ばれる理由

栄養サポートセンター
管理栄養士と栄養士が、栄養相談や質問に電話やメールで回答。「今出先で何を食べたらいいか？」という電話質問にも対応します。

提携医療機関160以上
トレーナーからのゲストの健康相談に、160以上の提携医療機関の医師が対応します。安全な減量方法を実践するため、先進的な医療と科学的知見に立った研究を行っています（2017年12月時点）。

食事指導
ゲストへの食事指導はトレーナーが、トレーナーへの栄養指導は管理栄養士が行っています。毎日の食事内容をメールで共有することで、適切な指導を実現しています。ゲストの質問にはトレーナーやカウンセラーなど、スタッフ全体で対応します。

トレーナー研修
採用後の研修はトレーニング知識、栄養学や人体について、マナー学習など最低147時間。専門家や医師から最新の研究結果や指導法を学ぶ全体研修も年に数回開催されます。

コールセンター
入会前の質問や疑問の相談、店舗へのアクセスなどを問い合わせできます。

完全個室&マンツーマン指導
完全個室制で専属トレーナーとマンツーマン指導なので、安心・集中してトレーニングを行うことができます。ウェイトマシーンなどの運動機器や無料のミネラルウォーター、リフレッシュスペースが完備されています。ウェアは無料でレンタルできるので、手ぶらで通うことが可能です。

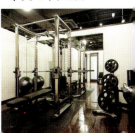

本書掲載メニューの
糖質・たんぱく質量一覧

主菜（肉・魚）

豚ともやしのレンジ蒸し
糖質 5.1g
たんぱく質 15.6g
P.21

鶏の粒マスタード炒め
糖質 4.4g
たんぱく質 19.8g
P.23

サーモンロール
糖質 1.6g
たんぱく質 21.2g
P.25

イカと野菜のアンチョビ炒め
糖質 3.3g
たんぱく質 15.6g
P.27

豚肉の梅しそチーズ揚げ
糖質 2.3g
たんぱく質 16.8g
P.29

ブリ大根
糖質 8.7g
たんぱく質 19.9g
P.31

豚ヒレ肉のレモンバターソテー
糖質 7.9g
たんぱく質 19.0g
P.34

豚のたらこナッツソテー
糖質 2.8g
たんぱく質 27.0g
P.36

鶏とゴーヤーのみそ炒め
糖質 8.2g
たんぱく質 19.4g
P.40

牛すき煮
糖質 8.6g
たんぱく質 18.1g
P.41

サバのさっぱりみそ煮
糖質 6.1g
たんぱく質 18.8g
P.43

メカジキとブロッコリーのハーブ焼き
糖質 4.2g
たんぱく質 16.1g
P.45

鶏のしょうが炒め
糖質 2.8g
たんぱく質 20.7g
P.47

豆腐とおからの炒飯
糖質 1.9g
たんぱく質 22.8g
P.49

マダイの酒蒸し中華ソース
糖質 3.8g
たんぱく質 18.1g
P.51

からしみそ牛カツ
糖質 8.8g
たんぱく質 20.5g
P.53

スペアリブの香味揚げ
糖質 7.1g
たんぱく質 12.7g
P.56

バンバンジー
糖質 8.9g
たんぱく質 24.4g
P.57

アジのおかか焼き
糖質 0.5g
たんぱく質 19.2g
P.63

豚ロースのクリーム煮
糖質 4.0g
たんぱく質 19.7g
P.65

ドライおからのチキンカツ
糖質 3.5g
たんぱく質 22.8g
P.67

鮭のグラタン
糖質 3.1g
たんぱく質 20.3g
P.69

厚揚げとワカメの豚巻き
糖質 1.8g
たんぱく質 21.5g
P.71

エノキの和風ハンバーグ
糖質 6.9g
たんぱく質 24.5g
P.73

メカジキの香草おからパン粉焼き
糖質 2.2g
たんぱく質 21.6g
P.76

牛ステーキキノコソース
糖質 1.9g
たんぱく質 21.4g
P.78

から揚げ 糖質 3.4g たんぱく質 21.4g　P.82	**副菜** （肉・魚・卵・豆）	**鶏のしょうが炒め**（⅓量） 糖質 1.4g たんぱく質 10.4g　P.47
カツオの洋風たたき 糖質 3.1g たんぱく質 24.5g　P.83	**油揚げのメンチカツ風** 糖質 4.4g たんぱく質 17.7g　P.21	**豆腐とおからの炒飯**（⅓量） 糖質 1.0g たんぱく質 11.4g　P.49
鶏のしょうがみそ照り焼き 糖質 3.5g たんぱく質 20.8g　P.85	**小松菜のおからキッシュ** 糖質 1.3g たんぱく質 8.1g　P.23	**牛カツチーズ焼き** 糖質 4.8g たんぱく質 14.2g　P.53
タラのマイルド西京焼き 糖質 3.4g たんぱく質 18.9g　P.87	**ブロッコリーの豆腐クリームグラタン** 糖質 3.8g たんぱく質 8.6g　P.25	**牛しゃぶのゴマだれ** 糖質 4.9g たんぱく質 11.5g　P.63
豚肉とニラのチヂミ風 糖質 1.6g たんぱく質 23.8g　P.89	**サーモンレタスロール** 糖質 1.5g たんぱく質 10.8g　P.25	**スモークサーモンのレモンマリネ** 糖質 4.4g たんぱく質 8.2g　P.65
メカジキの韓国風グリル 糖質 1.8g たんぱく質 12.9g　P.91	**ネギとじゃこのマヨ卵焼き** 糖質 1.4g たんぱく質 10.3g　P.29	**チキンのオニオンドレッシング** 糖質 3.6g たんぱく質 11.1g　P.67
鶏肉のサテ 糖質 2.2g たんぱく質 15.5g　P.93	**薬味たっぷりブリ大根** 糖質 5.1g たんぱく質 10.2g　P.31	**絹さやの卵炒め** 糖質 0.7g たんぱく質 6.6g　P.71
タラの小鍋 糖質 7.2g たんぱく質 23.3g　P.95	**豚のたらこナッツソテーサラダ** 糖質 2.3g たんぱく質 14.1g　P.36	**つくねの和風スープ** 糖質 3.5g たんぱく質 13.5g　P.73
メカジキのゴマ焼き 糖質 0.7g たんぱく質 18.5g　P.98	**牛すき煮温玉のせ** 糖質 4.4g たんぱく質 15.3g　P.40	**おからとミックスビーンズのサラダ** 糖質 4.4g たんぱく質 5.1g　P.78
鶏手羽元のココナッツカレー 糖質 10.4g たんぱく質 22.5g　P.99	**豆腐とハムのポテトサラダ風** 糖質 3.3g たんぱく質 12.2g　P.45	**牛ステーキのクレソンサラダ仕立て** 糖質 2.4g たんぱく質 11.7g　P.78

カツオと紫玉ネギの ナッツ和え 糖質 5.4g たんぱく質 13.3g　P.82	洋風五目豆 糖質 7.1g たんぱく質 10.2g　P.107	レンジナスのナムル 糖質 3.0g たんぱく質 1.7g　P.51
キノコと豚肉の きんぴら 糖質 2.3g たんぱく質 9.4g　P.87		彩り野菜の ゴマ酢和え 糖質 2.4g たんぱく質 2.8g　P.54
豚チヂミの サムギョプサル 糖質 2.9g たんぱく質 13.5g　P.89	**副菜** （野菜・海藻）	ブロッコリーの 粒マスタード和え 糖質 0.9g たんぱく質 2.3g　P.63
メカジキのタイ風 オムレツ 糖質 4.8g たんぱく質 14.5g　P.91	カリフラワーと パプリカのカレーマリネ 糖質 2.2g たんぱく質 1.5g　P.21	グリル野菜の バルサミコソース 糖質 5.0g たんぱく質 3.4g　P.65
タラの茶碗蒸し 糖質 0.8g たんぱく質 9.3g　P.95	白菜のカリカリ ベーコンサラダ 糖質 3.9g たんぱく質 4.2g　P.23	タコとひじきの 甘酢和え 糖質 2.6g たんぱく質 10.0g　P.67
アスパラのポーチド エッグサラダ 糖質 2.0g たんぱく質 10.4g　P.104	ホウレン草の くるみ和え 糖質 1.2g たんぱく質 3.7g　P.29	スプラウトと 桜エビのサラダ 糖質 2.1g たんぱく質 1.2g　P.71
ズッキーニの スペイン風オムレツ 糖質 1.9g たんぱく質 13.1g　P.105	野菜スティック アボカドディップ 糖質 4.3g たんぱく質 4.8g　P.36	パプリカとセロリの 炒めピクルス 糖質 3.1g たんぱく質 0.7g　P.80
うずらとキュウリの ピクルス 糖質 3.4g たんぱく質 7.4g　P.105	ひじき煮 糖質 4.3g たんぱく質 1.6g　P.38	水菜と焼き油揚げの からし和え 糖質 1.8g たんぱく質 3.2g　P.87
おからとカリフラワーの タブレ風 糖質 9.1g たんぱく質 7.8g　P.106	キノコの レンジマリネ 糖質 2.9g たんぱく質 3.2g　P.45	ワカメとオクラと エビのしょうが酢 糖質 1.3g たんぱく質 4.8g　P.89
厚揚げとブロッコリーの マヨグラタン 糖質 1.2g たんぱく質 10.0g　P.107	たたきキュウリの 香味ラー油 糖質 1.2g たんぱく質 0.7g　P.47	しらたきとキュウリの エスニック和え 糖質 1.9g たんぱく質 4.2g　P.93

ズッキーニと かにかまの土佐酢
糖質 4.0g
たんぱく質 2.6g
P.96

カブと生ハムの マリネ
糖質 1.6g
たんぱく質 5.5g
P.108

キノコのナッツ炒め
糖質 3.3g
たんぱく質 6.1g
P.108

ひじきと紫玉ネギの おかか和え
糖質 4.6g
たんぱく質 2.1g
P.109

切り昆布と タケノコの炊きもの
糖質 3.1g
たんぱく質 5.6g
P.109

お助けサラダ

豚しゃぶサラダ 梅かつお風味
糖質 6.3g
たんぱく質 30.5g
P.112

グリルチキンの シーザーサラダ
糖質 6.8g
たんぱく質 34.6g
P.113

魚介の 粒マスタードサラダ
糖質 4.6g
たんぱく質 30.8g
P.114

スープ

アサリとキャベツの コンソメスープ
糖質 7.0g
たんぱく質 3.3g
P.116

豚肉とキノコの 和風豆乳スープ
糖質 4.4g
たんぱく質 7.2g
P.117

エビとチンゲンサイの 中華スープ
糖質 1.2g
たんぱく質 8.1g
P.117

ドレッシング

シーザー ドレッシング
糖質 5.3g
たんぱく質 7.3g
P.115

梅かつお ドレッシング
糖質 4.8g
たんぱく質 4.2g
P.115

粒マスタード ドレッシング
糖質 3.9g
たんぱく質 1.3g
P.115

デザート

ヨーグルトムース
糖質 6.2g
たんぱく質 5.2g
P.118

おからとくるみの ココアマフィン
糖質 2.6g
たんぱく質 7.5g
P.119

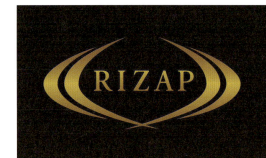

RIZAP 株式会社

公式サイト　https://www.rizap.jp/

サービスに関するお問い合わせ
無料カウンセリングのお申込み
0120-700-900
PHS・携帯電話からも OK
24 時間受付／年中無休

本書に関するお問い合わせ
株式会社**日本文芸社**　03-3294-8931[営業]　03-3294-8920[編集]

写真／横田裕美子、奥村亮介（STUDIO BANBAN）
　　　天野憲仁（日本文芸社／ゲストインタビュー写真）
カバー・本文デザイン／鷹觜麻衣子
スタイリング／片野坂圭子
イラスト／のびこ
料理監修／柳井美穂（RIZAP株式会社／管理栄養士）
料理制作／曽根小有里、矢島南弥子
調理アシスタント／荻野賀予、足達芳恵
制作協力／田中環奈（RIZAP株式会社）
校正／株式会社みね工房
編集／株式会社童夢

ライザップ式 2週間ダイエットレシピ

2018 年 3 月 1 日　第 1 刷発行
2021 年 2 月 20 日　第 7 刷発行

監修者　　RIZAP 株式会社
発行者　　吉田 芳史
印刷所　　図書印刷株式会社
製本所　　図書印刷株式会社
発行所　　株式会社日本文芸社
　　　　　〒135-0001　東京都江東区毛利 2-10-18　OCM ビル
　　　　　TEL 03-5638-1660（代表）

Printed in Japan　112180216-112210209Ⓝ07 (230032)
ISBN978-4-537-21548-9
URL　https://www.nihonbungeisha.co.jp/
ⒸRIZAP／NIHONBUNGEISHA 2018
（編集担当：河合）

乱丁・落丁などの不良品がありましたら、小社製作部宛にお送りください。
送料小社負担にておとりかえいたします。
法律で認められた場合を除いて、本書からの複写・転載（電子化を含む）は禁じられています。また、代行業者等の第三者による電子データ化及び電子書籍化は、いかなる場合も認められていません。